新訂版
パワーアップ問題演習

微生物学

第 2 版

執筆
西條　政幸
札幌市保健福祉局医療政策担当部長
国立感染症研究所名誉所員

JN057224

scio
Publishers Inc.
サイオ出版

目　次

3 | 真菌学   35

4 | 原虫学   42

5 | ウイルス学   48

6 感染　　　　60

7 免疫学　　　　70

10 主な病原真菌と真菌症　121

11 主な病原原虫と原虫症　128

1 微生物学のあゆみ

001 微生物の定義

次の文章の空欄に適切な語句を記入しなさい

　ヒトに感染性疾患を引き起こす病原体の多くは肉眼では見ることのできないほど微小な生物で、微生物とよばれる。それにはウイルス、細菌、真菌、原虫がある。その大きさは、① ＿＿＿＿＿＿＿（10～100μm）、② ＿＿＿＿＿＿＿（5～12μm）、③ ＿＿＿＿＿＿＿（0.5～10μm）、④ ＿＿＿＿＿＿＿（20～300nm）の順に大きい。⑤ ＿＿＿＿＿＿＿顕微鏡の解像力は最大で0.2μm程度で、⑥ ＿＿＿＿＿＿＿顕微鏡の解像力は最大0.2nm程度である。細菌の全体像の観察は⑤顕微鏡でも可能であるが、その内部構造やウイルス粒子の観察には⑥顕微鏡が必要である。

　⑦ ＿＿＿＿＿＿＿は自ら増殖する能力を有しないことから、生物とはいえない。微生物はすべて細胞からなり、その構造の違いにより⑧ ＿＿＿＿＿＿＿生物と⑨ ＿＿＿＿＿＿＿生物の2つに分けられる（次頁の図参照）。⑧生物と⑨生物では、核膜の有無、染色体数、リボソームの大きさ、細胞壁の組成などが異なる。細胞の生命を維持するのに必要なタンパク質を合成する遺伝子（DNA、ゲノム）を収める中心部分は⑩ ＿＿＿＿＿＿＿であり、核膜は核質（核内部構造）と細胞質を仕切る膜である。一般的に⑨生物の細胞は核膜をもつが、⑧生物の細胞は核膜をもたない。

　染色体はDNA（遺伝情報をコードする塩基配列）が収められている構造物で⑩に存在する。

　⑪ ＿＿＿＿＿＿＿は細胞質に存在する構造物で、DNAの遺伝情報に基づいてタンパク質を合成する装置である。⑫ ＿＿＿＿＿＿＿はそのタンパク質に糖や脂質で修飾し、それを細胞内輸送する装置である。

　ヒトを含む動物は⑬ ＿＿＿＿＿＿＿生物に分類される。微生物では、原虫、真菌は⑭ ＿＿＿＿＿＿＿生物に分類され、細菌（マイコプラズマ、リケッチア、クラミジアを含む）は⑮ ＿＿＿＿＿＿＿生物に分類される。真菌や原虫は⑨生物であるが、単細胞か、多細胞でも細胞数が少なく、細胞構造も単純であり、⑯ ＿＿＿＿＿＿＿生物とよばれる。

002 微生物の大きさ

細菌、真菌、原虫、ウイルスのなかで電子顕微鏡を用いなければ観察できない微生物はどれか

【解答】 ＿＿＿＿＿＿＿＿＿＿＿＿＿＿＿＿

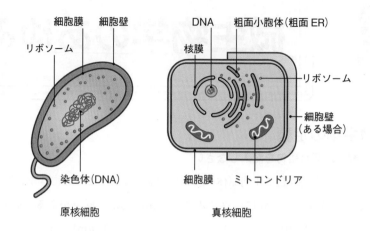

リボソーム　細胞膜　細胞壁　　DNA　粗面小胞体(粗面ER)
核膜　　　　　　　　　　リボソーム
染色体(DNA)　　　　　　　　　細胞壁(ある場合)
細胞膜　ミトコンドリア

原核細胞　　　　　　　　　真核細胞

003 微生物の性質

原虫、真菌、細菌、ウイルスからなる微生物に共通している性質を選びなさい

a. 自らエネルギー代謝機構をもち増殖する。

b. 細胞で構成される。

c. ヒトに寄生する。

d. 遺伝子情報（DNAやRNA）を有する。

【解答】

004 原核生物・真核生物

次の表に選択群の微生物を分類しなさい

原核生物	真核生物	どちらにも属さない

選択群：ウイルス、細菌、原虫、真菌、プリオン

005 原核生物・真核生物

原核生物と真核生物に共通している細胞構成をすべて選びなさい

a. 核膜

b. 細胞膜

c. リボソーム

d. DNA

【解答】_____

006 顕微鏡の開発

微生物の観察が可能な顕微鏡を初めて開発した人物は誰か

【解答】_____

007 白鳥の首フラスコの実験

次の文章の空欄に適切な語句を記入しなさい

　フランスの①_____（1822～1895）は②_____が微生物の汚染によることを発見し、さらに特殊な形状のフラスコを用いた実験で、自然発生説「生物は無生物から発生する」を否定し、「生物は生物からのみ発生する」ことを証明した。

　そのフラスコは次頁の図に示される白鳥の首のようなS字状の細長い首を有し、フラスコ本体に肉汁を入れて③_____すると、首の部分に水滴がたまる。フラスコ内と外界が一時的に遮断される。

　この仕組みにより、③された肉汁は外気に触れることがなければ②せず、フラスコを振って水滴を除去し肉汁を外界に触れさせると②することを示した。このようにして外界から肉眼で見えないほど小さい微生物が肉汁に入ると②することを示した。目に見えない微生物の存在を間接的な方法により証明したのである。

　また、①は、牛乳やワインの酸敗（いわゆる腐敗）が発酵を起こす微生物（酵母）以外の微生物によって起こり、その微生物は酵母より熱に弱いことを発見した。このことから、酸敗を防ぐための④_____が考案された。

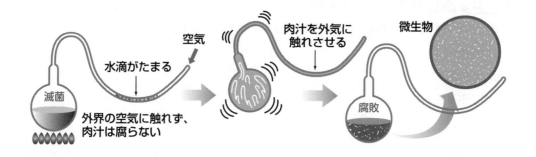

008 パスツール

パスツールの功績でないものを１つ選びなさい

a. 腐敗は微生物の汚染によることを明らかにした。

b. ワクチン開発の基礎を築いた。

c. 低温殺菌法の基礎を築いた。

d. コレラ菌を発見した。

【解答】

009 近代微生物学の始まり

次の文章の空欄に適切な語句を記入しなさい

　①＿＿＿＿＿は、炭疽菌（たんそ）（1876年）、②＿＿＿＿菌（1882年）、③＿＿＿＿菌（1883年）を発見した。

　北里柴三郎（1852〜1931）は、①の下で医学を学ぶ。1889年に④＿＿＿＿＿＿菌の純粋培養に成功した（発見者はドイツのニコライエル）。また、1894年、香港で⑤＿＿＿＿＿が流行した際には、パスツール研究所のエルサン（AEJ. Yersin, 1863〜1943）とほぼ同時に、ペスト菌を発見した。

　志賀潔（1870〜1957）は、1989年に⑥＿＿＿＿＿菌を発見した。⑥菌の属名"Shigella"は志賀の名に由来する。⑥菌が産生する毒素は⑦＿＿＿＿＿＿とよばれる。

010 コッホの業績

次の文章の空欄に適切な語句を語句群から選び記入しなさい

> 語句群：1、4、多、パスツール、液体、固形、コロニー（集落）、プラーク、病変、コッホ、
> 　　　　北里柴三郎、純粋、動物、選択的

　感染症の原因微生物を特定するには、まず、その患者から病原微生物の存在を証明する必要がある。しかし、病変から膿汁や滲出液を採取し、これを肉汁などの①＿＿＿＿培地に加

え培養しても、そこに含まれる病原体（ここでは細菌とする）は一種類とは限らず
②＿＿＿＿＿種類含まれる可能性があり、③＿＿＿＿＿に取り出すことができない。

　ドイツの④＿＿＿＿＿＿＿＿は⑤＿＿＿＿＿＿＿＿培地に細菌分離用の検体を塗布すると、一つひとつの細菌が増殖して、独立した⑥＿＿＿＿＿＿＿＿を形成させることができることを示した。④は１つの⑥は⑦＿＿＿＿＿種類の細菌が増殖して形成されたものであり、その⑥を別の培地に移して培養すると、⑦種類の細菌を③に増殖させること（いわゆる
⑧＿＿＿＿＿＿＿分離）ができることを示した。

　この方法で、④は培地（微生物を増殖させる場）を①から⑤に変えて培養することによって、多種類の細菌を別々に⑧分離することに成功したのである。⑧分離法が開発されるまでは、患者の病変から採取された検体を肉汁などに入れ、栄養を与え増殖させて（培養）研究していたことから、病気と病原体との関連を明確に証明することができなかった。

　また、④は、ある病気から分離された細菌がその病気の原因であることを証明するための原則を発表した。

　１）その病気の⑨＿＿＿＿＿＿＿部から常に一定の微生物が検出されること。
　２）検出されたその微生物は、その病気にのみみられること。
　３）その微生物を培養し、感受性のある⑩＿＿＿＿＿＿＿に接種すると、もとの病気と同じ病気を起こすこと。
　４）その⑩の⑨部から再びその微生物が検出されること。
　上記の原則は、「④の⑪＿＿＿＿＿原則」とよばれる。

011 コッホの４原則

コッホの４原則が適用されるべき事項を選びなさい

　a. 微生物の存在を証明する。
　b. ある感染症の病原微生物を証明する。
　c. ワクチンの有効性を証明する。
　d. 細菌とウイルスを区別する。

【解答】＿＿＿＿＿＿＿＿＿＿＿＿＿＿＿

012 コッホの4原則

コッホの4原則に**当てはまらないもの**を選びなさい

   a. ある病気の病変部から常に同一の微生物が検出される。

   b. 検出されたその微生物は、その病気にのみみられる。

   c. 検出されたその微生物を滅菌してから感受性のある動物に接種しても、もとと同じ病気を起こさない。

   d. その微生物を純粋培養して感受性のある動物に接種すると、もとと同じ病気を起こす。

   e. その動物の病変部から再びその微生物が検出される。

【解答】_____

013 コッホの業績

コッホが発見した細菌をすべてあげなさい

   a. 結核菌

   b. 赤痢菌

   c. ジフテリア菌

   d. 炭疽菌

   e. コレラ菌

【解答】_____

014 ウイルスの発見

次の文章の空欄に適切な語句を語句群より選び記入しなさい

> 語句群：ウイルス、濾過性病原体、細菌、口蹄疫（こうていえき）、黄熱（おうねつ）、タバコモザイク病、イワノフスキー、リード、エプスタイン

　1892年にロシアの①_____は、②_____の病原体が増殖させた細菌を除去する装置（細菌濾過器）を濾過させても除去することができないことを示し、細菌よりも微小であることを初めて示した。このような病原体を③_____とよび、後に④_____とよばれるようになった。

　ドイツのレフレルとフロッシュは1898年に牛の⑤_____が④によることを発見し、米国の⑥_____らは1901年に⑦_____も④によるものであることを発見した。その後、多くの感染性疾患が③つまり④により引き起こされていることが明らかにされた。

015 微生物の発見

微生物とその発見者を正しく線でつなぎなさい

微生物	疾患
［例］赤痢菌・————————————・志賀潔	
コレラ菌・	・ニコライエル
破傷風菌・	・コッホ
黄熱ウイルス・	・リード
ポリオウイルス・	・エンダース

016 微生物の発見

タバコモザイク病の病原体が細菌よりも小さいことを証明した人物をあげなさい

【解答】＿＿＿＿＿＿＿＿＿＿＿＿＿＿＿＿

017 ワクチン開発の歴史

次の文章の空欄に適切な語句を語句群より選び記入しなさい

語句群：牛痘（ぎゅうとう）、狂犬病、痘瘡（とうそう）、ジェンナー、パスツール、ニワトリコレラ菌、ワクチン、
ワクチネーション

　①＿＿＿＿＿＿＿は1796年、牛の②＿＿＿＿＿＿内溶液（痘苗（とうびょう）とよばれる）を8歳の少年に接種し（牛痘種痘法）、翌年、その少年に③＿＿＿＿＿＿患者から採取した痘疱内溶液を接種しても、③が発症しなかったことを報告した。病原細菌もウイルスも発見されていない時代に人為的な免疫の誘導に成功したのである。

　それから84年後の1880年に、フランスの細菌学者、④＿＿＿＿＿＿は、①の牛痘種痘法のアイデアに基づいて、ニワトリを使った実験を行った。弱毒⑤＿＿＿＿＿＿をニワトリに接種すると、ニワトリは軽い症状が出現する。しかし、回復後に高毒⑤を接種しても発症しないことを発見した。このことは、病原体を弱毒化して接種すると、免疫を誘導し、感染症を予防できることを示し、炭疽や⑥＿＿＿＿＿＿の病原体を弱毒化し、弱毒生ワクチンを開発することにつながった。

　④は、牝牛をラテン語でワッカ（Vacca）とよぶことから、①の業績を称（たた）えて予防接種のことを⑦＿＿＿＿＿＿と、そしてその材料のことを⑧＿＿＿＿＿＿とよぶように提案した。

018 微生物の研究

牛痘ウイルスに感染させることにより痘瘡（天然痘）を予防できることを初めて証明し、天然痘予防法を開発した人物をあげなさい

【解答】＿＿＿＿＿＿＿＿＿＿＿＿＿＿＿＿＿＿＿＿＿＿＿＿

019 微生物の研究

ウイルス分離・増殖法のために開発された方法のなかで、ウイルス学研究が比較的容易に行えるようになり、その発展に最も寄与したものをあげなさい

a. 発育鶏卵法によるウイルス分離・増殖
b. 細胞培養法によるウイルス分離・増殖
c. マウス脳内接種法によるウイルス分離・増殖
d. 寒天培地法によるウイルス分離・増殖

【解答】＿＿＿＿＿＿＿＿＿＿＿＿＿＿＿＿＿＿＿＿＿＿＿＿

020 抗毒素血清療法

次の文章の空欄に適切な語句を記入しなさい

　　ベーリングと①＿＿＿＿＿＿＿＿＿は、②＿＿＿＿＿＿＿＿＿の毒素（②毒素）をモルモットに注射し、病気を起こさせたうえで回復したモルモットの血液中に②毒素の活性を阻害する物質（成分）③＿＿＿＿＿＿＿＿＿が産生されていることを発見した。この③を含む血清をほかのモルモットに投与したうえで、②毒素を接種しても②を発症しないことを証明した。

　　その後、両氏は、②毒素をヒツジやウマに接種（免疫）して、それらから得られた③が含まれる血清を②患者に投与する④＿＿＿＿＿＿＿＿＿療法で②を治癒させることに成功した。破傷風も毒素（破傷風毒素）によって病気が引き起こされ、④療法で治療できることを示した。1890年、両氏は『②と破傷風に対する動物の免疫機構』と題する共著論文を発表した。

021 抗菌薬の開発

次の文章の空欄に適切な語句を記入しなさい

　　①＿＿＿＿＿＿＿は、1904年に病原微生物の増殖に対して抑制効果を示す色素に着目し、トリパン赤に抗菌作用があることを発見した。1910年、①のもとで学んでいた日本人研究者②＿＿＿＿＿＿＿は、③＿＿＿＿＿＿＿が梅毒の治療に有効であることを発見

した。

イギリスの④＿＿＿＿＿＿＿＿＿は、1929年、青カビ（Penicillium属）が「細菌の増殖を抑制する物質（いわゆる抗生物質）」を産生することを示し、その物質を⑤＿＿＿＿＿＿＿＿と命名した。そしてその物質を治療薬として使用することを試みた。このときは精製が不十分で毒性が強く、実用化に至らなかったが、1941年、チェインと⑥＿＿＿＿＿＿＿＿が⑤を抽出・分離し、初めて感染症治療薬として特異的な効果があることを証明した。その後、抗生物質の発見は相次ぎ、⑦＿＿＿＿＿＿＿＿＿＿＿＿＿＿＿（1944年）、クロラムフェニコール（1947年）、テトラサイクリン（1948年）、⑧＿＿＿＿＿＿＿＿＿＿＿＿＿＿＿＿＿＿（1950年）、カナマイシン（1957年）が発見・実用化された。

022 消毒法・抗菌薬の開発

次の表中の空欄に適当な語句を選択群から記入しなさい

選択群：北里柴三郎、ドマク、フレミング、志賀潔、秦佐八郎、長野泰一、リスター、エールリッヒ

消毒法／抗菌薬	開発者
石炭酸（フェノール）による外科手術創の消毒法	①＿＿＿＿＿＿＿＿
トリパン赤	②＿＿＿＿＿＿＿＿
サルバルサン	②、③＿＿＿＿＿＿
ペニシリン	④＿＿＿＿＿＿＿＿
サルファ剤	⑤＿＿＿＿＿＿＿＿

023 微生物学の歴史

選択群Aの微生物学における事象を年代順に並べなさい。また、それぞれの事象の発見・開発者を選択群Bから選びなさい

年代	事象	発見・開発者
1650〜1710年頃	① _____	② _____
1796年	③ _____	④ _____
1861年	⑤ _____	⑥ _____
1882年	⑦ _____	⑧ _____
1929年	⑨ _____	⑩ _____

選択群A：

a．ペニシリンの発見

b．発酵が微生物によることを初めての証明

c．結核の原因が結核菌であることを証明

d．顕微鏡による微生物の初めての観察

e．牛痘ウイルスによる天然痘ワクチンの開発

選択群B：

北里柴三郎、フレミング、リスター、コッホ、パスツール、ジェンナー、レーウェンフック

024 抗ウイルス薬の開発

次の文章の空欄に適切な語句を記入しなさい

①_____は1970年代にヘルペスウイルス感染症に有効な②_____を開発した。この薬剤は単純ヘルペスウイルス1型・2型、③_____の増殖を抑制するのに対して、細胞の増殖は抑制しない。細胞は毒性を示さず、ウイルスの増殖を特異的に抑制する抗ウイルス薬としては、②は初めてのものである。1988年に①博士はノーベル生理・医学賞を受賞した。ヘルペスウイルス感染症に対する②の開発を皮切りに、現在では後天性免疫不全症候群（acquired immunodeficiency syndrome、AIDS、エイズ）、B型肝炎、C型肝炎、インフルエンザに対する抗ウイルス薬が用いられている。さらには2019年、中国・武漢市から世界規模の流行に発展した新型コロナウイルス感染症（coronavirus disease 2019、COVID-19）に対する抗ウイルス薬も迅速に開発された。

1-01 顕微鏡の性能を改善し、初めて細菌を観察
した人物を選びなさい

1．ジェンナー
2．パスツール
3．リスター
4．レーウェンフック

[　　　　]

1-02 ニワトリコレラ菌の弱毒化およびワクチン
の開発に成功した人物を選びなさい

1．パスツール
2．ジェンナー
3．北里柴三郎
4．フレミング

[　　　　]

1-03 赤痢菌の発見者を選びなさい

1．北里柴三郎
2．コッホ
3．エルサン
4．志賀潔

[　　　　]

1-04 地球上から根絶されたウイルス感染症を選
びなさい

1．麻疹
2．風疹
3．天然痘（痘瘡）
4．ポリオ

[　　　　]

1-05 破傷風およびジフテリアの血清療法を開発
した人物の正しい組み合わせを選びなさい

a．北里柴三郎　b．志賀潔　c．コッホ
d．ジェンナー　e．ベーリング

1．aとb　　　2．bとc　　　3．cとd
4．dとe　　　5．aとe

[　　　　]

1-06 パスツールの業績として正しい組み合わせ
を選びなさい

a．家禽コレラ菌の弱毒化
b．腐敗が微生物によることを証明
c．細菌の純粋培養法の開発
d．結核菌の同定（細菌の種類を決定すること）
e．「ワクチン」の命名

1．a、b、c　　2．b、c、d
3．c、d、e　　4．a、b、e
5．a、d、e

[　　　　]

1-07 コッホが発見した細菌として誤っているも
のを選びなさい

1．結核菌
2．コレラ菌
3．赤痢菌
4．炭疽菌

[　　　　]

1-08 化学療法剤とその発見・開発者の組み合わ
せとして誤っているものを選びなさい

1．ペニシリン―――――――フレミング
2．サルファ剤―――――――エールリッヒ
3．サルバルサン――――――秦佐八郎
4．インターフェロン――――長野泰一

[　　　　]

1-09 ベーリングと北里柴三郎が開発した血清療
法の対象疾患として正しい組み合わせを選
びなさい

a．結　核　　b．ジフテリア
c．破傷風　　d．赤　痢　　e．百日咳

1．aとb　　　2．bとc　　　3．cとd
4．dとe　　　5．1とe

[　　　　]

1-10 細胞培養法を用いたウイルスの増殖法を開発した人物を選びなさい

1. タイラー
2. グッドパスチャー
3. エンダース
4. リード

[   ]

1-11 1980年以降に発見されたウイルスの組み合わせとして正しいものを選びなさい

| a. SARSコロナウイルス1型 |
| b. ヒト免疫不全ウイルス |
| c. EBウイルス |
| d. ポリオウイルス |
| e. エボラウイルス |

1. aとb　　　2. bとc　　　3. cとd
4. dとe　　　5. 1とe

[   ]

1-12 近年、日本では発生が確認されていない感染症を選びなさい

1. 野生株ポリオウイルスによる急性麻痺性疾患
2. 麻疹
3. 風疹
4. 日本脳炎

[   ]

1-13 ヒトパピローマウイルスに対するワクチンにより予防可能な疾患を選びなさい

1. 下痢症
2. 子宮頸がん
3. 水痘
4. 麻疹

[   ]

1-14 顔面神経けいれんや筋緊張に治療薬として用いられることのある細菌毒素を選びなさい

1. 志賀毒素
2. ジフテリア毒素
3. ベロ毒素
4. ボツリヌス毒素

[   ]

2 細菌学

001 細菌とは

次の文章の空欄に適切な語句を記入しなさい

　細菌は単細胞からなり、細胞内の核に核膜がなく①＿＿＿＿＿＿＿＿生物に分類される。細菌の大部分は 1 〜 5 μm の大きさで、形態により、球状の②＿＿＿＿＿＿＿、桿状の<ruby>桿状<rt>かんじょう</rt></ruby>の③＿＿＿＿＿＿＿、らせん状の④＿＿＿＿＿＿＿に大別される。

　②の形態は球状でも、半球形、三角形、腎臓のような形など多彩である。また、細菌の種類によって特異的な配列をとるものもあり、2つからなる配列をつくるもの⑤＿＿＿＿＿＿、鎖状に連なる⑥＿＿＿＿＿＿＿、ぶどうの房状に連なる⑦＿＿＿＿＿＿＿がある。

　③には形態が桿状・棒状（短径が約0.3μm、長径が0.5〜10μm）の細菌が分類され、両端が直角のもの、丸いもの、先の細いもの、レンサ状のものと形態もさまざまである。

　④にはらせん状の菌体をもつ細菌が分類される。しかし、その形態はさまざまで、らせんが2回転程度と短いものにカンピロバクター属やヘリコバクター属などがある。コレラ菌や腸炎ビブリオはらせん状の形態を示すものの、そのらせんは1回転程度であることから③に分類される。細菌の形態は染色液に対する反応性の性質とともに、細菌を分類するうえで重要な性質である。

002 球菌

球状の細菌をすべて選び記号で答えなさい

a. 大腸菌

b. インフルエンザ菌

c. 肺炎球菌

d. 黄色ブドウ球菌

e. ジフテリア菌

f. 炭疽菌

g. 淋菌

h. 化膿性レンサ球菌

i. 梅毒トレポネーマ

j. 髄膜炎菌

【解答】＿＿＿＿＿＿＿＿

003 細菌の染色性

次の文章の空欄に適切な語句を語句群から選び記入しなさい

語句群：グラム、サフラニン、クリスタル紫液、ルゴール、陽性、陰性、グラム陽性球菌、グラム
陰性球菌、グラム陽性桿菌、グラム陰性桿菌、大腸菌、黄色ブドウ球菌、結核菌、抗酸性

❶グラム染色法

　細菌は、形態とともに、細菌の色素に対する染色性によって分類される。

　細菌の染色には、① ＿＿＿＿＿＿＿＿染色法とよばれる染色法が一般的に用いられ、この方法によりほとんどの細菌は、染められ方により2種類に分類される。グラム染色法の手順は次のとおりである。

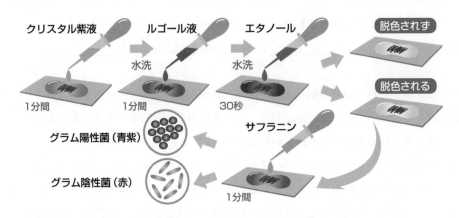

1）細菌のスライドグラスへの乾燥固定

2）スライドグラスに固定した標本（細菌）の② ＿＿＿＿＿＿＿＿＿＿による染色（青紫色に染まる）

3）③ ＿＿＿＿＿＿処理（エタノールによる脱色、脱色されず青紫色のままの細菌と脱色される細菌に分かれる）

4）脱色された細菌の④ ＿＿＿＿＿＿＿による染色（赤色に染まる）

5）光学顕微鏡による観察

　グラム染色により青紫色に染まるものがグラム⑤ ＿＿＿＿＿＿菌と、赤色に染まるものがグラム⑥ ＿＿＿＿＿＿菌に分類される。

　ほとんどの細菌は、形態とグラム染色法における染色性により分類可能で、形態が球状でグラム染色性が陽性の場合は⑦ ＿＿＿＿＿＿＿＿、形態が桿状でグラム染色性が陰性の場合には⑧ ＿＿＿＿＿＿＿＿＿と判定される。

❷抗酸性染色法

　抗酸性染色法は、①染色では染まりにくい⑨ ＿＿＿＿＿＿（結核の原因菌）やらい菌（らい病の原因菌）などを染め分ける染色法である。これらの細菌はアニリン系色素の水溶液では染色されにくいので、媒染剤を加えて長時間浸すか、加熱しなければ容易には染まら

ない。しかし、いったん染められると酸やアルコールで脱色されにくい。この性質を
⑩＿＿＿＿＿＿＿という。⑩は⑨やらい菌の大きな特徴である。

004 グラム陽性菌・グラム陰性菌

次の表中に以下の細菌を分類しなさい

語句群：インフルエンザ菌、淋菌、黄色ブドウ球菌、結核菌、化膿性レンサ球菌、炭疽菌、
　　　　髄膜炎菌、大腸菌

グラム陽性菌	グラム陰性菌

005 抗酸性染色法

抗酸性染色法により同定が容易になる（赤色に染まる）細菌を2つ選びなさい

a. 大腸菌

b. 化膿性レンサ球菌

c. 淋菌

d. 結核菌

e. らい菌

【解答】＿＿＿＿＿＿＿＿＿＿＿＿

006 細菌の構造

次の文章の空欄に適切な語句を語句群から選び記入しなさい

語句群：プラスミド、莢膜(きょうまく)、線毛、鞭毛、リボソーム、核膜、細胞質、細胞膜、細胞壁、核、
　　　　染色体、真核、原核、ペプチドグリカン

　細菌は単細胞の①＿＿＿＿＿＿生物であり、②＿＿＿＿＿＿生物の細胞にみられる
③＿＿＿＿＿＿、核小体、ミトコンドリア、小胞体などがない。

　細胞質には、2本鎖の環状構造の核DNA〔④＿＿＿＿＿＿DNA〕を含む⑤＿＿＿＿＿＿、
DNAの遺伝情報に基づくタンパク質合成装置である⑥＿＿＿＿＿＿などの細胞内小器官

があり、菌種によっては顆粒、⑦＿＿＿＿＿＿＿＿がある。⑦とは、④DNAとは別に細菌内に存在する環状DNAで、薬剤耐性や病原性などにかかわるDNAがコードされている。

　細胞質は⑧＿＿＿＿＿＿＿により包まれ、その外側は⑨＿＿＿＿＿＿で囲まれている。⑨は細菌の形状を保ち、環境の変化から細菌を保護している。⑨の基本構造は⑩＿＿＿＿＿＿＿＿＿層により構成されている。また、菌種により⑨の外側に形成される粘液層からなる⑪＿＿＿＿＿＿＿、らせん状の構造物で運動器官としての機能のある⑫＿＿＿＿＿＿＿、⑫より細く短い線維状の構造物で宿主細胞への付着や細菌同士の接合に関与している⑬＿＿＿＿＿＿＿などがある。

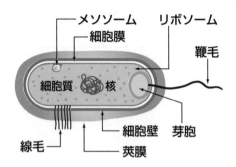

007 細菌の性質

細菌の性質として正しいものをすべて選びなさい

a. 細胞に寄生しないかぎり増殖できない。

b. 真核生物に分類される。

c. 核をもつ。

d. 核膜をもつ。

e. 自ら代謝経路をもつ。

f. 細胞壁をもつ。

g. リボソームをもつ。

h. 必ず鞭毛をもつ。

【解答】＿＿＿＿＿＿＿＿＿＿＿＿

008 細菌の構造

細菌の構造のなかでDNAが存在するものを２つ選びなさい

a. リボソーム

b. メソゾーム

c. プラスミド

d. ミトコンドリア

e. 核

f. 細胞壁

【解答】＿＿＿＿＿＿＿＿＿＿＿＿

009 細菌の構造

鞭毛を有しない細菌を2つ選びなさい

a. 赤痢菌

b. 大腸菌

c. 肺炎球菌

d. 緑膿菌

e. サルモネラ菌

f. コレラ菌

【解答】＿＿＿＿＿＿＿＿＿＿＿＿

010 芽胞

次の文章の空欄に適切な語句を記入しなさい

　グラム①＿＿＿＿＿＿＿＿菌のバシラス属（炭疽菌やセレウス菌）とクロストリジウム属（破傷風菌、ボツリヌス菌）の細菌は、栄養不足、乾燥など環境の変化によって増殖できない環境にさらされると、増殖に必要な代謝を止めて、あわせて菌体中に②＿＿＿＿＿＿＿＿を形成する。②の外側は厚い殻でおおわれており、菌はその内部に生存する。②には染色体③＿＿＿＿＿＿＿＿などが二重膜に包まれて存在し、いわば殻にこもった状態で保護される。菌体が溶けても遊離②となって生き延びる。②は加熱、乾燥、消毒薬に強い抵抗を示すので、煮沸しても死滅させることができない。②を熱で死滅させるには通常④＿＿＿＿℃、⑤＿＿＿＿分間で処理する⑥＿＿＿＿＿＿＿＿滅菌が必要である。

011 芽胞の形成

芽胞形成菌が芽胞を形成する条件を2つ述べなさい

【解答】＿＿＿＿＿＿＿＿＿＿＿＿

＿＿＿＿＿＿＿＿＿＿＿＿＿＿＿＿＿

012 滅菌法

芽胞形成菌を死滅させる適切な条件（滅菌法）を述べなさい

【解答】＿＿＿＿＿＿＿＿＿＿＿＿＿＿＿＿＿

013 芽胞形成菌の特徴

芽胞形成菌の特徴として適切なものを3つ選びなさい

a. 劣悪な条件でも生き延びる。

b. 芽胞を形成している菌はヒトへの感染性はない。

c. 芽胞を形成しているときは盛んに増殖している。

d. 100℃処理（煮沸消毒）に抵抗性である。

e. 破傷風菌とボツリヌス菌は芽胞を形成する。

f. 条件が整えばすべての細菌に芽胞を形成する能力がある。

【解答】_____

014 細菌の酸素要求性

次の文章の空欄に適切な語句を記入しなさい

　細菌は、増殖における酸素の要求性において、次のような分類がなされる。酸素がないと増殖できない①_____、酸素があると増殖できない②_____、酸素があってもなくても増殖できる③_____、酸素分圧が低い状態でよく増殖する④_____である。

　①は酸素を利用する⑤_____によってエネルギー代謝を行う細菌である。緑膿菌、結核菌、ジフテリア菌、レジオネラ菌などがこれに含まれる。

　②は酸素を必要としない⑥_____とよばれるエネルギー代謝を利用して増殖する細菌である。破傷風菌、ボツリヌス菌、バクテロイデス属などがこれに含まれる。

　③は酸素があるときは⑤、酸素がないときは⑥によってエネルギー代謝を行うが、酸素があるときの増殖のほうが効率がよい。ブドウ球菌、大腸菌、赤痢菌などの病原細菌がこれに含まれる。

　④は酸素濃度が大気より低い状態（3〜15%）でよく増殖する細菌で、カンピロバクター属、ヘリコバクター属などがこれに含まれる。

015 増殖至適温度域

多くの病原細菌の増殖に最適な温度を選びなさい

a. 10℃

b. 26℃

c. 37℃

d. 56℃

【解答】_____

016 増殖速度

次の細菌のなかから至的条件のもとで最も増殖速度が遅いものを選びなさい

a. 結核菌

b. 大腸菌

c. 黄色ブドウ球菌

d. 腸炎ビブリオ

【解答】_____

017 代謝

次の文章の空欄に適切な語句を記入しなさい

　細菌は生命を維持し増殖するために、細胞内で化学反応を起こして必要な物質やエネルギーを産生している。この化学反応を①_____という。動物細胞が①により生命が維持されているのと同じように、細菌も①により生命が維持されている。①には、高分子物質を低分子物質に分解することによってエネルギーを産生する②_____作用と、低分子物質から高分子物質を合成する③_____作用とがある。

　②作用の代謝経路は非常に複雑であるが、一般に細菌は④_____を酵素分解し、その過程でエネルギー源となる⑤_____を生成する。この代謝経路には、酸素を要する⑥_____と酸素を要さない⑦_____がある。

　④を分解して⑤を生成する経路は2段階の過程で行われる。

　第1段階は④が無酸素状態で⑧_____に分解される過程で、これを⑨_____という。この過程で1分子のグルコースから2分子の⑤が生成される。

　第2段階は⑧が分解されて⑤が生成される過程で、これには酸素を必要とする経路と必要としない経路があり、前者が⑥、後者が⑦である。⑥経路では⑧がアセチルCoAに分解され、⑩_____回路（TCA回路）に入り、酸素存在下で酸化分解を受けて最終的に二酸化炭素と水に分解される。一方、⑦経路では無酸素状態で⑧が分解され⑤が生成される。その過程で、アルコールや有機酸などの分解産物が合成される。

　⑥によってATPを生成する細菌は、増殖に酸素が必要な⑪_____菌、微好気性菌、呼吸と発酵を行う⑫_____菌である。⑦によってATPを生成する細菌は、無酸素状態のみで発育・増殖する⑬_____菌と、呼吸と発酵を行う⑫菌である（次頁の図参照）。

嫌気的解糖

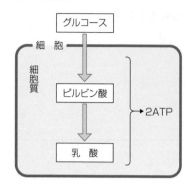

好気的解糖

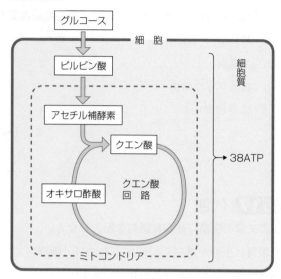

018 細菌の遺伝

次の細菌の性質の変化にかかわっている因子を選びなさい

❶性質の変化：毒素非産生性ジフテリア菌から毒素産生性ジフテリア菌

a. 染色体DNA（突然変異）

b. プラスミド

c. 染色体DNA（形質転換）

d. バクテリオファージ

① _____

❷性質の変化：莢膜多糖体非発現肺炎球菌（R型菌）の莢膜多糖体発現遺伝子の獲得

a. 染色体DNA（突然変異）

b. プラスミド

c. 染色体DNA（形質転換）

d. バクテリオファージ

② _____

❸性質の変化：肺炎球菌の莢膜多糖体発現遺伝子の欠損（S-R変異）

a. 染色体DNA（突然変異）

b. プラスミド

c. 染色体DNA（形質転換）

d. バクテリオファージ

③ _____

019 細菌の病原性（細菌毒素）

次の文章の空欄に適切な語句を記入しなさい。また、[　]に選択肢がある場合はそのなかから選びなさい

　病原細菌は、ヒトや動物に感染して増殖する過程である物質を産生する。それは細菌の増殖には都合の① [　良い・悪い　] 物質であるが、なかには疾患を引き起こしたり病状を悪化させたりするものがあり、細菌②＿＿＿＿＿＿＿とよばれる。細菌②には、細胞壁の構成成分の1つであり細菌が壊れたときに放出される③＿＿＿＿＿＿＿と、同化作用の過程で産生され、菌体外に分泌される④＿＿＿＿＿＿＿がある。

　グラム⑤＿＿＿＿＿菌の細胞壁の外膜を構成する成分が③として機能することがある。③は、リピドAと多糖からなる⑥＿＿＿＿＿＿＿＿＿である。③をもつグラム⑤菌に感染すると、適切な治療を施したとしても③が原因となり、多臓器不全で死亡することがある。

　一方、④は、作用する臓器や作用機序がそれぞれの細菌の毒素の性質によって多種多様である。細胞膜に作用する毒素には、⑦＿＿＿＿＿＿＿＿＿が産生するa毒素や⑧＿＿＿＿＿＿＿＿＿が産生するストレプトリジンOなどがある。タンパク質合成を阻害する毒素には、ジフテリア毒素、緑膿菌が産生するエクソトキシンA、赤痢菌や腸管出血性大腸菌O-157が産生する⑨＿＿＿＿＿＿＿がある。腸管に作用する毒素には、コレラ毒素、毒素原性大腸菌が産生する易熱性毒素、黄色ブドウ球菌が産生する⑩＿＿＿＿＿＿＿などがある。また、神経に作用する毒素には、ボツリヌス菌の産生する⑪＿＿＿＿＿＿＿や破傷風菌が産生する⑫＿＿＿＿＿＿＿などがある。

020 病原因子

通常、淋菌は主に泌尿・生殖器系には感染を起こすが、消化管系や呼吸器系には起こさない。このような感染部位特異性の理由として最も適切なものを選びなさい

　a. 菌の膜構成成分（膜タンパク質）と結合できる受容体が分布している。
　b. 淋菌が増殖するための栄養分が泌尿生殖器にある。
　c. 淋菌の増殖に有利な温度である。
　d. 淋菌の侵入経路は生殖器だけである。

【解答】＿＿＿＿＿＿＿＿＿＿＿＿＿＿＿

021 細胞内寄生菌

食細胞に貪食されても生き延びることのできる菌（細胞内寄生菌）をすべて選びなさい

a. 結核菌

b. チフス菌

c. 黄色ブドウ球菌

d. 大腸菌

e. レジオネラ菌

【解答】_____

022 抗毒素血清療法

北里柴三郎とベーリングが開発した抗毒素血清療法の有効な感染症を2つあげなさい

【解答】_____

_____

023 化膿性レンサ球菌と毒素

化膿性レンサ球菌による猩紅熱を一度発症したヒトは次に化膿性レンサ球菌に感染しても猩紅熱にはならない。その理由として正しいものを1つ選びなさい

a. 化膿性レンサ球菌が増殖できないから。

b. 猩紅熱を起こす化膿性レンサ球菌に感染するのはきわめてまれだから。

c. 化膿性レンサ球菌の産生する発赤毒に対する抗体が中和（不活化）するから。

d. 上記のどれでもない。

【解答】_____

024 ベロ毒素

次のなかからベロ毒素産生菌を2つ選びなさい

a. 黄色ブドウ球菌

b. 腸管出血性大腸菌

c. 赤痢菌

d. コレラ菌

e. 緑膿菌

【解答】_____

025 細菌毒素

次の細菌のなかから神経毒を産生する菌をすべて選びなさい

a. ジフテリア菌

b. 黄色ブドウ球菌

c. コレラ菌

d. 破傷風菌

e. ボツリヌス菌

【解答】_____

❷-01 細菌とウイルスに共通して存在する構成成分を選びなさい

1．遺伝情報（DNAやRNA）
2．ミトコンドリア
3．染色体
4．細胞壁

[　　　　　]

❷-02 細菌が分類されるカテゴリーを選びなさい

1．真核細胞
2．原核細胞
3．幹細胞
4．母細胞

[　　　　　]

❷-03 形態が球形（球菌）でない細菌を選びなさい

1．淋菌
2．黄色ブドウ球菌
3．大腸菌
4．髄膜炎菌

[　　　　　]

❷-04 グラム染色で陽性を呈する細菌を選びなさい

1．黄色ブドウ球菌
2．淋菌
3．大腸菌
4．緑膿菌

[　　　　　]

❷-05 形態がらせん状でない細菌を選びなさい

1．大腸菌
2．梅毒トレポネーマ
3．レプトスピラ
4．ヘリコバクター

[　　　　　]

❷-06 グラム陽性球菌にはなく、グラム陰性菌にのみ存在する構成成分を選びなさい

1．膜タンパク質
2．細胞膜
3．リポ多糖体
4．ペプチドグリカン

[　　　　　]

❷-07 発熱・血液凝固作用を発現し、ショックを引き起こすことのあるグラム陰性菌の細胞構成を選びなさい

1．細胞壁外膜構成成分（リポ多糖体）
2．染色体
3．莢膜
4．鞭毛

[　　　　　]

❷-08 細菌の運動性をもたらす細胞構成を選びなさい

1．莢膜
2．鞭毛
3．線毛
4．染色体

[　　　　　]

❷-09 線毛の役割として適切でない記述を選びなさい

1．運動性
2．侵入因子
3．プラスミドの移行（接合）
4．上のすべて

[　　　　　]

❷-10 芽胞を形成している細菌の滅菌法として適切なものを選びなさい

1．煮沸
2．高圧蒸気滅菌
3．紫外線照射
4．低温殺菌

[　　　　　]

❷-11 発熱・血液凝固作用を発現し、ショックを引き起こすことのあるグラム陰性菌の細胞構成はなんとよばれているか

1．外毒素（エクソトキシン）
2．ベロ毒素
3．発赤毒
4．内毒素（エンドトキシン）

[　　　　　]

2-12 赤痢菌の増殖しやすい臓器を選びなさい
1．肺
2．消化管
3．泌尿生殖器
4．中枢神経

[　　　　　]

2-13 細菌に感染するウイルスはなんとよばれているか
1．プラスミド
2．染色体
3．バクテリオファージ
4．ミトコンドリア

[　　　　　]

2-14 酸素がなくても増殖可能な細菌を2つ選びなさい
1．偏性好気性菌
2．通性嫌気性菌
3．偏性嫌気性菌
4．微好気性菌

[　　　　　]

2-15 無酸素状態で細菌がブドウ糖からエネルギー源となるATP（アデノシン三リン酸）を得る代謝経路はなんとよばれているか
1．呼吸
2．クエン酸回路
3．解糖
4．発酵

[　　　　　]

2-16 酸素存在下では増殖できない菌を選びなさい
1．黄色ブドウ球菌
2．緑膿菌
3．大腸菌
4．ボツリヌス菌

[　　　　　]

2-17 双球菌に分類されない菌を選びなさい
1．髄膜炎菌
2．破傷風菌
3．淋菌
4．肺炎球菌

[　　　　　]

2-18 pHが比較的低い酸性域で増殖の高率が最もよくなる細菌を選びなさい
1．黄色ブドウ球菌
2．コレラ菌
3．大腸菌
4．結核菌

[　　　　　]

2-19 増殖に高濃度の二酸化炭素を要する細菌でないものを選びなさい
1．髄膜炎菌
2．緑膿菌
3．淋菌
4．カンピロバクター

[　　　　　]

2-20 高圧蒸気滅菌法において細菌を処理するための温度を選びなさい
1．56℃
2．100℃
3．121℃
4．200℃

[　　　　　]

2-21 消化器症状（下痢や嘔吐）を引き起こす毒素を産生する菌を選びなさい
1．ボツリヌス菌
2．百日咳菌
3．化膿性レンサ球菌
4．黄色ブドウ球菌

[　　　　　]

2-22 表皮剥脱毒素を産生する菌を選びなさい
1．ボツリヌス菌
2．百日咳菌
3．腸管出血性大腸菌O-157
4．黄色ブドウ球菌

[　　　　　]

2-23 ベロ毒素産生菌を選びなさい
1．黄色ブドウ球菌
2．化膿性レンサ球菌
3．コレラ菌
4．腸管出血性大腸菌O-157

[   ]

2-24 猩紅熱患者の発赤の原因となる化膿性レンサ球菌が産生する毒素を選びなさい
1．発赤毒
2．エンテロトキシン
3．ベロ毒素
4．エンドトキシン

[   ]

2-25 化膿性レンサ球菌が産生しない毒素を選びなさい
1．発熱毒素
2．発赤毒素
3．ストレプトレジンO
4．エンテロトキシン

[   ]

2-26 レンサ球菌が主要な常在細菌叢として存在するものを2つ選びなさい（第98回、2009年）
1．口腔内
2．上気道
3．大腸内
4．腟内
5．皮膚

[   ]

2-27 ホルマリンなどでの処理によって抗原性が維持され、無毒化された毒素はなんとよばれているか
1．コンポーネント
2．トキシン
3．トキソイド
4．形質導入

[   ]

2-28 グラム染色により青色に染まらない細菌を選びなさい
1．化膿性レンサ球菌
2．表皮ブドウ球菌
3．B群レンサ球菌
4．髄膜炎菌

[   ]

2-29 細菌を同定（細菌の種類を決定すること）のために有用でない因子を選びなさい
1．形態
2．グラム染色
3．生化学的性状
4．感受性動物に対する病原性

[   ]

2-30 胃粘膜に潰瘍性病変（胃潰瘍）を引き起こす細菌を選びなさい
1．淋菌
2．化膿性レンサ球菌
3．ジフテリア菌
4．ヘリコバクター・ピロリ菌

[   ]

2-31 塩分濃度が0.5～10％と高くても増殖可能な細菌（耐塩性菌）を選びなさい
1．化膿性レンサ球菌
2．腸炎ビブリオ
3．大腸菌
4．黄色ブドウ球菌

[   ]

34

3 真菌学

001 真菌と人間生活とのかかわり

次の文章の空欄に適切な語句を語句群から選び記入しなさい。また、[ ] に選択肢がある場合はそのなかから選びなさい

> 語句群：600、6000、70000、原核　真核、パン、コカコーラ、ビール、フレミング、
> エールリッヒ、腐生菌（ふせいきん）、原虫、新興、日和見、輸入

　酵母、キノコを含む真菌（いわゆるカビ）は、①＿＿＿＿＿＿＿＿生物に分類される。真菌は、自然環境中に広く生息する。その大部分は周囲の有機物、無機物を栄養源として増殖する。そのため、②＿＿＿＿＿＿＿＿とよばれる。多くの真菌は有機物を分解し、地球環境を維持するうえで重要な役割を果たしている。たとえば、樹木や植物の落葉、野生動物の死骸などが腐朽せずにいつまでも残ってしまっては、自然環境は維持されない。真菌が不要な有機物を分解し、無機質に戻すことによって自然環境における循環が生まれ、生態系が維持されている。

　現在、③約＿＿＿＿＿＿種以上の真菌が確認されている。細菌の④約＿＿＿＿＿＿種に比べてはるかに多い。その多くはヒトに病気を引き起こすことの⑤ [ない・ある] 真菌であり、一部を除いて病原性は低い。しかし、免疫状態が低下している（いわゆる）易感染者が増加している今日、健康なヒトにでも病原性のない真菌による感染症〔いわゆる⑥＿＿＿＿＿＿＿＿感染症〕が増加し、問題となっている。

　一方で、真菌の一部はヒトの生活に利益をもたらしている。たとえば、私たちが普段口にする⑦＿＿＿＿＿、⑧＿＿＿＿＿、チーズ、味噌、醤油などは真菌（酵母を含む）による発酵作用を利用してつくられている。⑨＿＿＿＿＿＿＿＿は1929年、青カビが分泌する成分のなかに細菌の増殖を抑制する物質（抗菌作用がある物質）が含まれることを発見し、初めて証明した。真菌が産生する抗菌活性のある物質が抗生物質とよばれ、感染症の治療薬として使用されている。

002 真菌の形態

次の文章に適切な語句を記入しなさい

　真菌は一般に、生理学的状態の違いで①＿＿＿＿＿形と②＿＿＿＿＿形のどちらかの形態で存在している。①形は栄養を取り込んで発育している状態を示し、②形は代謝活性を停止させ分裂・増殖を停止した状態を示す。真菌では胞子が②形にあたる。真菌の①形には、多細胞

35

で③＿＿＿＿＿＿菌と総称される糸状の菌糸と、単細胞で通常直径が5〜6μmの球形の
④＿＿＿＿＿＿の2つの形がある。

　③菌は、1つひとつの細胞が一定の方向に連結しながら⑤＿＿＿＿＿発育し、また、分岐
して無数の枝を伸ばした形をとる。また、隣接する菌糸どうしが絡み合って⑥＿＿＿＿＿
を形成することもある。コクシジオイデス、ヒストプラズマのように発育環境により菌糸と
酵母の両方の形をとるものが存在する。このような性質を有する真菌は⑦＿＿＿＿＿真
菌とよばれる。

　病原性のある真菌の多くは⑦真菌であり、腐生（環境や人工培地）条件下で菌糸、感染組
織内で④の形をとる。しかし、⑧＿＿＿＿＿＿＿＿＿＿のように感染組織内でも
菌糸形と④形の両方の形をとるものもある。

003 細菌と真菌の基本的構造

次の文章の空欄に適切な語句を記入しなさい。また、[　]に選択肢がある場合はそのなか
から選びなさい

　原核細胞と真核細胞は、染色体DNAが含まれる核を包む膜〔いわゆる①＿＿＿＿＿＿〕
をもっているかどうかという特徴によって区別される。原核細胞は核膜を
②[　有する・有しない　]細胞で、真核細胞は核膜を③[　有する・有しない　]細胞であ
る。

　真核細胞は原核細胞よりも大きな体積をもち、細胞の構造・機能も原核細胞とは比較にな
らないほど複雑である。細菌は④＿＿＿＿＿細胞に、真菌は⑤＿＿＿＿＿細胞に分
類される。つまり、細菌の核には①はなく、真菌のそれには存在する。酸素を利用してエネ
ルギーを産生する装置である⑥＿＿＿＿＿は⑦[　細菌・真菌　]にはないが、⑧
[　細菌・真菌　]には存在する。タンパク質合成装置としてのリボソームは、細菌と真菌
ではサイズが異なり、前者は⑨＿＿＿＿＿リボソームを、後者は⑩＿＿＿＿＿リボ
ソームを有する。真菌の細胞壁は強靭な網目構造で、その組成の大部分は多糖に占められて
いるが、タンパク質、脂質、色素なども含まれる。真菌の細胞壁の網目構造をなす線維状多
糖成分は、酵母では⑪＿＿＿＿＿＿＿から、糸状菌ではキチンからなる。一方、
細菌の細胞壁は、主に⑫＿＿＿＿＿からなる。

004 真菌の発育・増殖

次の文章の空欄に適切な語句を語句群より選び記入しなさい

語句群：有隔、無隔、生殖、栄養、娘、有糸、仮性、発芽、出芽、先端、菌糸

●菌糸の増殖

　真菌の増殖は胞子の① _____ から始まる。胞子を適当な温度と水分のある条件下に置くと①する。①した胞子は①管を形成し、①管は分岐しながら伸長して② _____ となる。

　菌糸は③ _____ 発育により伸長し、一定の伸長の後、隔壁を形成して細胞間を仕切る。しかし、一部の真菌は隔壁を形成しない。隔壁を形成するタイプが④ _____ 菌糸と、形成しないタイプが⑤ _____ 菌糸とよばれる。

　菌糸は発育して、栄養源（基質）に付着して取り込んだ栄養素を菌糸の根元から先端に送る役割を担う⑥ _____ 菌糸と、先端の細胞が生殖器官に分化し無性胞子となる⑦ _____ 菌糸の2つに分化する。

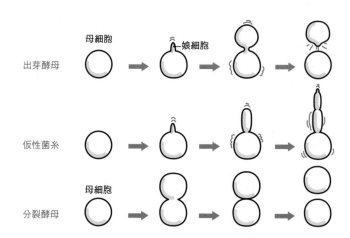

出芽酵母　母細胞　娘細胞

仮性菌糸

分裂酵母　母細胞

●酵母の増殖

　一方、酵母は母細胞が突出して芽細胞を形成し〔⑧ _____ という〕、芽細胞が成長して⑨ _____ 細胞となり、⑨細胞が成熟して母細胞から分離しながら増殖する。二形性真菌では、⑨細胞の分離が遅れると、母細胞に付着したまま伸長してその先端に出芽して⑨細胞が生じるという過程を繰り返し、ウインナーソーセージのような形状になることがある。これを⑩ _____ 菌糸とよぶ。

　少数の病原性酵母では母細胞が伸長し、⑪ _____ 分裂が起こった後に、伸長した細胞を分断する隔壁によって核が分けられ、2つの娘細胞に分かれる分裂様式をとる。
じょうさいぼう

005 真菌の発育・増殖

真菌の発育・増殖について正しいものをすべて選びなさい

a. 菌糸は先端発育により伸長する。

b. 酵母は球形の真菌である。

c. 酵母増殖様式は、母細胞に隔壁が形成され2つの娘細胞に分かれる「分裂」によるものだけである。

d. 細菌は酸素を利用する「呼吸」と利用しない「発酵」によってエネルギーを産生することができるが、真菌では「呼吸」だけによる。

e. 真菌はすべて従属栄養性で、栄養源として有機物を必要とする。

【解答】_____

006 真菌の増殖

次の文章の空欄に適切な語句を記入しなさい

胞子とは、真菌の種の保存、分散、増殖のために高度に特殊化した細胞である。

①_____と②_____の2つの細胞が接合し、核融合-減数分裂が起こり、胞子が形成されるのが③_____生殖で、この胞子を④_____という。

菌糸から伸びた配偶子が接合して両配偶子の中間に配偶子嚢（のう）が形成される。そのなかに形成される胞子を⑤_____、一方の配偶子の核が他方の配偶子内に移行し、分裂を繰り返して形成された子嚢内に形成される胞子を⑥_____、融合した両配偶子（複合菌糸体）の菌糸末端部で両配偶子の核が融合し、担子器（たんしき）とよばれる突出した構造に形成される胞子を⑦_____とよぶ。

一方、①と②の接合を行わずに胞子を形成することを⑧_____生殖とよび、この胞子を⑨_____という。③生殖能をもつ真菌でも、通常は⑧生殖によって増殖しており、通常みられる胞子のほとんどが⑨である。

007 カンジダ・アルビカンス

カンジダ・アルビカンスについて正しいものをすべて選びなさい

a. 有性生殖で胞子を形成する。

b. ヒトに常在する真菌の1つである。

c. 日和見感染症の原因となる。

d. 二形性真菌である。

e. アフラトキシンを産生する。

【解答】_____

008 真菌の分類

次の表の空欄に適切な語句を語句群からそれぞれ選び記入しなさい

> 選択群：子嚢胞子、担子胞子、接合胞子、内生胞子、外生胞子、無隔菌糸、有隔菌糸、カンジダ、
> アスペルギルス、クリプトコックス、ムコール

	有性胞子	無性胞子	菌糸形態	主な病原真菌
接合菌	① _____	② _____	③ _____	④ _____
子嚢菌	子嚢胞子	外生胞子	有隔菌糸	⑤ _____ ブラストミセス ヒストプラズマ
担子菌	⑥ _____	外生胞子	⑦ _____	⑧ _____
不完全菌		⑨ _____	有隔菌糸	⑩ _____ コクシジオイデス エピデルモフィトン

009 真菌症の特徴

ヒトにおける真菌症の説明として正しいものをすべて選びなさい

a. 食中毒の主な原因である。

b. ヒトは真菌に感染すると必ず病気になる。

c. 免疫機能の低下しているヒトでは真菌症を発症しやすい。

d. 足白癬いわゆる「水虫」は真菌症である。
  (あしはくせん)

e. 真菌の診断にはサブロー・ブドウ糖培地を用いた分離が有用である。

【解答】_____

実践問題　❸真菌学

❸-01 真菌に関する正しいものを選びなさい
1．原核細胞に分類される。
2．味噌や醬油の生産には真菌（酵母）の作用が必要である。
3．菌糸と酵母に完全に分類できる。
4．核膜はない。

[　　　　　]

❸-02 細菌にはなく、真菌には存在する細胞内構造を選びなさい
1．染色体
2．核
3．核膜
4．細胞壁

[　　　　　]

❸-03 真核生物に含まれない微生物を選びなさい
1．真菌
2．細菌
3．原虫
4．昆虫

[　　　　　]

❸-04 真菌の細胞壁構成成分でない物質を選びなさい
1．（1→3）-β-D グルカン
2．ペプチドグルカン
3．キチン
4．マンナン

[　　　　　]

❸-05 真菌の培養に用いられる培地を選びなさい
1．血液寒天培地
2．小川培地
3．サブロー・ブドウ糖培地
4．チョコレート寒天培地

[　　　　　]

❸-06 発がん作用のある毒素アフラトキシンを産生する真菌を選びなさい
1．クリプトコッカス
2．カンジダ
3．ムコール
4．アスペルギルス

[　　　　　]

❸-07 真菌（ペニシリウム）が産生する物質に抗菌作用があることを突き止めた人物は誰か
1．北里柴三郎
2．秦佐八郎
3．フレミング
4．エールリッヒ

[　　　　　]

❸-08 真菌が増殖する際に、二次代謝副産物として産生される物質のなかで、ヒトや動物に毒性を示す（障害を与える）物質をなんとよぶか
1．エクソトキシン
2．エンドトキシン
3．エンテロトキシン
4．マイコトキシン

[　　　　　]

❸-09 真菌症の増加と最も関連性の低い因子を選びなさい
1．狭心症・心筋梗塞患者の増加
2．糖尿病患者の増加
3．エイズ患者の増加
4．臓器移植患者の増加

[　　　　　]

❸-10 真菌が原因になることのない疾患を選びなさい
1．気管支喘息
2．アトピー性皮膚炎
3．夏型過敏性肺炎
4．胃・十二指腸潰瘍

[　　　　　]

❸-11 真菌のエネルギー代謝に関する記述のなかで正しいものを選びなさい
1．通常は発酵によりエネルギーを産生している。
2．常に発酵によりエネルギーを産生している。
3．通常は呼吸によりエネルギーを産生している。
4．常に呼吸によりエネルギーを産生している。

[　　　　　]

3-12 遺伝情報（DNA）が存在する真菌細胞小器官を選びなさい

1．核
2．ミトコンドリア
3．ゴルジ小体
4．リボソーム

[   ]

3-13 酸素を利用したエネルギー産生装置である真菌細胞小器官を選びなさい

1．核
2．ミトコンドリア
3．ゴルジ小体
4．リボソーム

[   ]

3-14 真菌症の発症と関連のない因子を選びなさい

1．年齢
2．血圧
3．糖尿病などの慢性疾患
4．免疫抑制剤の服用

[   ]

3-15 有性胞子でないものを選びなさい

1．子嚢胞子
2．接合胞子
3．胞子嚢胞子
4．担子胞子

[   ]

3-16 感染性因子とその構成成分の組合せで正しいのはどれか。（第105回、2016）

1．細　菌————————————核　膜
2．真　菌————————————細胞壁
3．プリオン———————————核　酸
4．ウイルス———————————細胞膜

[   ]

4 原虫学

001 原虫

次の文章の空欄に適切な語句を語句群から選び記入しなさい

> 語句群：原核、真核、原生、下等真核、鞭毛、繊毛、白血球、赤血球、電子、光学、核膜、
> ゴルジ体、嚢子、栄養型

　原虫は単細胞の①＿＿＿＿＿＿＿生物に分類されるが、同様に単細胞であっても細菌は
②＿＿＿＿＿＿＿生物に分類される。その分類は、細胞の基本的な構造の違いによる。

　①生物である原虫の細胞にはミトコンドリアや③＿＿＿＿＿＿＿（染色体DNAが含まれる
核と細胞質を分ける膜構造）があるが、②生物である細菌にはない。ただし、原虫は①生物
に分類されるものの植物や哺乳生物の細胞構造よりも単純であるため④＿＿＿＿＿＿＿生物
とよばれている。

　原虫のなかには運動器官〔偽足、⑤＿＿＿＿＿＿＿など〕をもつものが多く、
⑥＿＿＿＿＿＿＿動物ともよばれる。

　原虫は10～100μmの大きさで、虫体の観察には⑦＿＿＿＿＿＿＿顕微鏡が必要である。

　原虫の運動形態はさまざまで、偽足を出して運動するもの、鞭毛で運動するもの、細胞表
面に密生した繊毛で運動するものなどがある。たとえば、クルーズトリパノソーマ原虫は⑤
と波動膜をもち、それを用いて運動する（ただし細胞内に寄生する際には運動性のない無鞭
毛型となる）。

　また、マラリア原虫は⑧＿＿＿＿＿＿＿に寄生している時期には運動性は示さないが、蚊
の腸管に取り込まれると雄生殖母体から⑤の放出が起こり、運動性を示す。赤痢アメーバ原
虫やランブル鞭毛虫も環境条件によって偽足、または鞭毛を動かす⑨＿＿＿＿＿＿＿と、運動
性を欠く⑩＿＿＿＿＿＿＿の2つの形態をとる。

002 原虫の特徴

原虫の説明として正しいものをすべて選びなさい

- a. 原核細胞に分類される。
- b. 単細胞からなる。
- c. 運動器官（偽足、鞭毛など）をもつものが多い。
- d. 細菌より大きく、すべての原虫は肉眼で観察できる。
- e. 細胞小器官の核には核膜はない。
- f. 原生動物ともよばれている。

【解答】_____

003 原虫の分類

次の表中の空欄に適切な語句を語句群から選び記入しなさい

> 語句群：鞭毛虫類、胞子虫類、繊毛虫類、大腸バランチジウム原虫、マラリア原虫、
> 赤痢アメーバ原虫、腟トリコモナス原虫

種類	分類される原虫	特徴
根足虫類	① _____	偽足で運動する。
② _____	ランブル鞭毛虫 ③ _____	鞭毛で運動する。
④ _____	⑤ _____ クリプトスポリジウム原虫	運動器官をもたない。胞子をつくって増殖する。
⑥ _____	⑦ _____	繊毛で運動する。

004 接触感染

接触感染経路で感染が広がるものをすべて選びなさい

- a. 腟トリコモナス原虫
- b. マラリア原虫
- c. トキソプラズマ原虫
- d. 赤痢アメーバ原虫
- e. クリプトスポリジウム原虫
- f. リーシュマニア原虫
- g. トリパノソーマ原虫

【解答】_____

005 原虫の増殖

次の文章の空欄に適切な語句を語句群から選び記入しなさい

> 語句群：性、無性、繊毛虫、胞子虫、腟トリコモナス、トキソプラズマ、接合体、胞子小体、
> 虫様体、白血球、赤血球、スポロゾイド

　原虫の増殖様式は種類によって異なる。アメーバ類や鞭毛虫類など①＿＿＿＿＿＿＿生殖
で分裂によって増殖するものと、②＿＿＿＿＿＿類の③＿＿＿＿＿＿＿原虫やマラリ
ア原虫などでは①生殖のほかに、雌（雌性生殖母体）と雄（雄性生殖母体）が生じ、これら
の合体による④＿＿＿＿＿＿生殖により増殖するものとがある。

　たとえば、マラリア原虫は、蚊の体内では④生殖で、ヒトの体内では①生殖で増殖する。
マラリア原虫は蚊の腸管内で④生殖を行い、⑤＿＿＿＿＿＿＿（ザイゴート）から
⑥＿＿＿＿＿＿＿（オーキネート）となって中腸上皮細胞を貫通し、その外側の細胞に接し
てオーシストとなり、たくさんの⑦＿＿＿＿＿＿＿（胞子小体）が生じる。この⑦が
蚊の唾液腺に到達し、蚊の吸血時にヒトの体内に入り込む。ヒトの体内に入り込んだマラリ
ア原虫は、肝細胞内に入って分裂体に発育し、娘虫体（メロゾイト）となって放出される。
放出された娘虫体は⑧＿＿＿＿＿＿＿に侵入し、そこで多数の娘虫体に発育すると、⑧を破
壊して飛び出して新しい⑧に侵入する。このように、マラリア原虫はヒトの体内では①生殖
により増殖する。

006 媒介生物

節足動物（蚊など）が媒介することによりヒトに感染する原虫をすべて選びなさい

a. ランブル鞭毛虫
b. 腟トリコモナス原虫
c. マラリア原虫
d. トキソプラズマ原虫
e. 赤痢アメーバ原虫
f. 大腸バランチジウム原虫
g. クリプトスポリジウム原虫
h. リーシュマニア原虫
i. トリパノソーマ原虫

【解答】＿＿＿＿＿＿＿＿＿＿＿＿＿＿＿＿＿＿＿＿

007 原虫の寄生部位

語句群の原虫を寄生部位ごとに分類しなさい

語句群：大腸バランチジウム原虫、赤痢アメーバ原虫、トキソプラズマ原虫、マラリア原虫、クリプトスポリジウム原虫、ランブル鞭毛虫、腟トリコモナス原虫

部位	原虫
消化器	
泌尿・生殖器	
血液	
内皮系、神経、筋	

008 経胎盤感染

経胎盤感染が確認されている原虫症をすべて選びなさい

a. 腟トリコモナス原虫

b. カンジダ・アルビカンス

c. トキソプラズマ原虫

d. マラリア原虫

e. 赤痢アメーバ原虫

【解答】

009 原虫症

原虫症に関する正しい記述をすべて選びなさい

a. 現在、日本ではマラリアは流行していない。

b. 現在、日本では赤痢アメーバ原虫感染症は流行していない。

c. 現在、日本ではトキソプラズマ感染症は流行していない。

d. マラリア原虫はヒトからヒトへ直接感染する。

e. 腟トリコモナス症は性感染症の1つで女性だけでなく男性も発症する。

f. トキソプラズマは経胎盤感染症を引き起こすことがある。

g. クリプトスポリジウム原虫の水系感染による大規模な流行が確認されている。

h. マラリアに対する有効なワクチンがある。

【解答】

実践問題 ❹原虫学

④-01 原虫と疾患の組み合わせで誤っているものを選びなさい

1. トキソプラズマ原虫————先天感染症
2. マラリア原虫————マラリア
3. クリプトスポリジウム症————シャーガス病
4. 腟トリコモナス症————性感染症

[　　　]

④-02 原虫に関する記述で正しいものを選びなさい

1. 真核細胞に分類される。
2. 多細胞からなる。
3. 運動性を有する性質が細菌と異なる。
4. 必ず有性生殖で増殖する。

[　　　]

④-03 経胎盤感染を起こす原虫を選びなさい

1. 赤痢アメーバ原虫
2. トキソプラズマ原虫
3. 腟トリコモナス原虫
4. クリプトスポリジウム原虫

[　　　]

④-04 経口感染によらない経路で感染する原虫を選びなさい

1. クリプトスポリジウム原虫
2. マラリア原虫
3. 赤痢アメーバ原虫
4. 大腸バランチジウム原虫

[　　　]

④-05 原虫とその種類の組み合わせで誤っているものを選びなさい

1. ランブル鞭毛虫————胞子虫類
2. 赤痢アメーバ原虫————根足虫類
3. 腟トリコモナス原虫————鞭毛虫類
4. 大腸バランチジウム原虫————繊毛虫類

[　　　]

④-06 節足動物に媒介されヒトに感染する原虫でないものを選びなさい

1. マラリア原虫
2. リーシュマニア原虫
3. トリパノソーマ原虫
4. ランブル鞭毛虫

[　　　]

④-07 日本で流行していない原虫感染症を選びなさい

1. アメーバ赤痢
2. トキソプラズマ症
3. 睡眠病
4. ジアルジア症

[　　　]

④-08 原虫に関する説明文として適切なものを選びなさい

1. 細胞壁をもつ。
2. 増殖は発芽による。
3. 核膜をもつ。
4. 原虫は肉眼で観察できる。

[　　　]

④-09 消化器に寄生しない原虫を選びなさい

1. トキソプラズマ原虫
2. 赤痢アメーバ原虫
3. クリプトスポリジウム原虫
4. ランブル鞭毛虫

[　　　]

④-10 マラリアに関する説明文として誤っているものを選びなさい

1. 主にアフリカで流行している。
2. マラリア原虫には蚊を媒介して感染する。
3. マラリア原虫は赤血球や肝臓に寄生する。
4. 有効なワクチンは開発途上にある。

[　　　]

5 ウイルス学

001 ウイルスの特徴

次の文章の空欄に適切な語句を記入しなさい

　細菌や真菌などの微生物を含む生物は、生命体の基本単位である①＿＿＿＿＿＿＿を有し、自前で②＿＿＿＿＿＿＿＿・③＿＿＿＿＿＿＿＿＿することにより生命を維持している。一方、ウイルスは自前で②・③することはできない。代わりに、ウイルスは生きているほかの生物の①に寄生して、①の④＿＿＿＿＿＿機能を利用して増殖する（偏性細胞寄生性）。ウイルスの特徴をまとめると次のようになる。

- ・病原体には、原虫、真菌、細菌、ウイルスが存在するが、その中でもウイルスの大きさは⑤＿＿＿＿＿＿である。
- ・生命体の基本単位である①をもたず、他生物の①内でしか増殖できない。
- ・⑥＿＿＿＿＿＿または⑦＿＿＿＿＿＿からなるウイルスゲノムのどちらかの遺伝情報しかもたない。

002 ウイルスの形態

次の文章の空欄に適切な語句を記入しなさい

　ウイルス粒子の直径はパルボウイルス科のウイルスで約①＿＿＿＿nm、ピコルナウイルス科のウイルスで約②＿＿＿＿nm、ポックスウイルス科のウイルスでは約③＿＿＿＿nmである。ポックスウイルス科のウイルスは、ウイルスのなかでは最大級の大きさを示す。④＿＿＿＿顕微鏡では観察できず、観察するには⑤＿＿＿＿顕微鏡が必要である。

　ウイルス粒子の形は、大部分が⑥＿＿＿＿＿状であるが、砲弾状、紐状もある。

　砲弾状を呈するウイルスにはラブドウイルス科の⑦＿＿＿＿＿＿＿＿があり、紐状のウイルスにはフィロウイルス科の⑧＿＿＿＿＿＿＿がある。

003 ウイルスの基本構造

次の文章の空欄に適切な語句を語句群から選び記入しなさい

> 語句群：6、20、30、100、200、300、4000、ゲノム、カプソメア、カプシド、エンベロープ、
> 　　　　ヌクレオカプシド、光学、電子、DNA、RNA、細胞膜

　ウイルスは遺伝情報を伝える①＿＿＿＿＿＿＿（核酸）、②＿＿＿＿＿＿＿、

③_____からなる。②は①を包み、ウイルス粒子のコアとなるタンパク質である。ウイルス粒子内の①と②をあわせて④_____という。③は④を取り囲み、ウイルス粒子の外殻を形成する脂質の膜である。なかにはアデノウイルスのように①と②のみで、③をもたないウイルスも存在する。

　ウイルスのゲノムは⑤_____か⑥_____のどちらかからなり、どちらをもつかによってそれぞれDNAウイルス、RNAウイルスに分けられる。

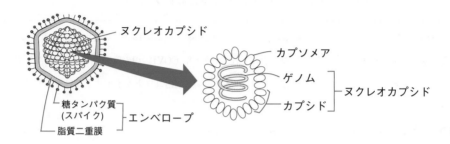

　ゲノムとは、⑤ではA（アデニン）、T（チミン）、G（グアニン）、C（シトシン）の4種類の塩基の鎖で、⑥ではTがU（ウラシル）に置き換わり、A、U、G、Cの4種類の塩基からなる。この塩基配列の組み合わせによって、それぞれのウイルスに特異的なタンパク質が合成される（ただし、ウイルスの場合にはほかの生物の細胞の代謝機構を利用してタンパク質の合成が行われる）。

　合成されるタンパク質に対応する塩基配列（遺伝子）数は、アデノウイルスで⑦_____個、A型インフルエンザウイルスで10個、サイトメガロウイルスや痘瘡ウイルスで最大の約⑧_____個である。基本構造が同じウイルスでも遺伝子数など増殖機構の相違が相当ある。ちなみに、自ら増殖するための代謝機構をもつ細菌では、ウイルスに比べるとはるかに多く、たとえば、結核菌では約⑨_____個である。ほかの生物の細胞の代謝機構を利用して増殖するウイルスの遺伝子数はきわめて少なく、ウイルスの構造がより単純であることが理解できる。

　ウイルス遺伝子に基づいて合成されるタンパク質のなかには、ウイルス粒子内部構造を形成するタンパク質（②）があり、①を包む。それらは⑩_____とよばれる構造単位を形成し、一定の法則で配列して④を構成する。

　③は②の外側を取り囲みウイルス粒子の外殻となる構造で、主にリン脂質からなる二重膜である。この二重膜はウイルスが感染増殖した細胞の⑪_____に由来し、細胞内で生まれた子ウイルス粒子が成熟する過程で形成される。表面に③を貫通している糖タンパク（膜タンパクとよばれる）をもち、これがウイルスの宿主細胞への吸着、ウイルス増殖の足がかりとなる。

004 ウイルスの分類

語句群にあげられたウイルスを以下の設問に従って分類しなさい

> 語句群：**単純ヘルペスウイルス1型、ポリオウイルス、麻疹ウイルス、ヒトパルボウイルスB19、風疹ウイルス、SARSコロナウイルス1型、SARSコロナウイルス2型、ロタウイルス、水痘・帯状疱疹ウイルス、ヒト免疫不全ウイルス、ノロウイルス、B型肝炎ウイルス、狂犬病ウイルス、アデノウイルス、エボラウイルス、インフルエンザウイルス、レオウイルス、サイトメガロウイルス、A型肝炎ウイルス**

※SARSコロナウイルス2型による新型コロナウイルス感染症（COVID-19）流行が発生するまでは，SARSの原因ウイルスはSARSコロナウイルスと命名されていたが，COVID-19の原因ウイルスがSARSコロナウイルス2型と命名されたのと同時に，SARSコロナウイルスはSARSコロナウイルス1型にウイルス名が変更された。

❶DNAウイルスとRNAウイルスに分類しなさい

DNAウイルス	RNAウイルス

❷1本鎖DNAウイルスと2本鎖RNAウイルスをそれぞれ1つずつあげなさい

　　　1本鎖DNAウイルス　①＿＿＿＿＿＿＿＿＿　　2本鎖RNAウイルス　②＿＿＿＿＿＿＿＿＿

005 ウイルスの特徴

ウイルスの特徴に関する次の問いに答えなさい

❶ウイルスの大きさを説明しなさい

【解答】＿＿＿＿＿＿＿＿＿＿＿＿＿＿＿＿＿＿＿＿＿＿＿＿＿＿＿＿＿＿＿＿＿＿＿＿＿＿＿

❷ウイルスの基本的な構造を説明しなさい

【解答】

_____

_____

❸ウイルスは完全な生命体とはいえない。その理由を説明しなさい

【解答】

_____

_____

_____

_____

006 ウイルスの増殖

次の選択肢Aをウイルスの増殖過程の順に並べ、その説明文を選択肢Bから選びなさい

選択群A：	選択群B：
侵入、組み立て、放出、脱殻、ゲノムの複製と遺伝子発現、吸着	a. 感染細胞内でウイルスゲノムがカプシドから放出される過程 b. ウイルス粒子の細胞外流出 c. 細胞表面に吸着したウイルスが細胞内に入り込む過程 d. ウイルスゲノムの複製とウイルスタンパク質の合成 e. ウイルスの構成要素であるゲノムと構造タンパク質からなるウイルス粒子形成 f. ウイルスが細胞表面に接着する過程

選択肢A   選択肢B

① _____   ⑦ _____

↓

② _____   ⑧ _____

↓

③ _____   ⑨ _____

↓

④ _____   ⑩ _____

↓

⑤ _____   ⑪ _____

↓

⑥ _____   ⑫ _____

007 ウイルスの増殖

次のウイルスに関する問いに答えなさい

❶細胞内におけるDNAウイルス増殖の場をあげなさい

【解答】_____

❷細胞内におけるRNAウイルス増殖の場をあげなさい

【解答】_____

❸細菌に感染するウイルスの一般的名称を述べなさい

【解答】_____

008 ウイルスの増殖

ウイルス感染細胞に関する文章の空欄に適切な語句を記入しなさい

ウイルスを検出する目的で、それぞれのウイルスが感染することのできる細胞を用いてウイルスを分離する。ウイルス感染が成立した細胞では、ウイルス増殖のため代謝機能が
①_____し、細胞自身の遺伝子（ゲノム）複製、タンパク質合成は②_____される。その結果、細胞に形態の変化（円形化、破壊など）が起こる。これを
③_____とよぶ。分離されたウイルスは光学顕微鏡では観察することができないので、電子顕微鏡を用いて③の出現を観察することにより間接的に分離ウイルスの存在を検出することができる。

009 がん化

次の文章の空欄に適切な語句を記入しなさい

細胞にウイルスが感染することにより、感染細胞が際限なく分裂するようになることがある。これを細胞の悪性転換（がん化）という。このような性質をもつウイルスを、
①_____とよぶ。

DNAウイルスである①には、カポジ肉腫を起こす②_____、
バーキットリンパ腫を起こす③_____、子宮頸がんを起こす
④_____、肝細胞がんを起こす
⑤_____があり、RNAウイルスの腫瘍ウイルスには肝細胞がんを起こす⑥_____や、成人T細胞白血病を起こす
⑦_____（HTLV-1）がある。

010 腫瘍ウイルス

腫瘍ウイルスに関する以下の表の空欄に適切な語句を記入しなさい

腫瘍ウイルス名	腫瘍ウイルスの科名	腫瘍名
① _____	ヘパドナウイルス	肝細胞がん
C型肝炎ウイルス	フラビウイルス	② _____
③ _____	④ _____	バーキットリンパ腫 上咽頭がん
⑤ _____	ヒトパピローマウイルス	子宮頸がん
ヒトTリンパ球指向性ウイルス1型	レトロウイルス	⑥ _____
ヒトヘルペスウイルス8型	ヘルペスウイルス	⑦ _____

011 突然変異

抗ウイルス薬によるウイルス感染症の治療上の問題点に関する文章の空欄に適切な語句を記入しなさい

　①_____や水痘・帯状疱疹ウイルスに有効な抗ウイルス薬であるアシクロビルを用いて単純疱疹や水痘を治療していると、ときにアシクロビルでは増殖が抑制されないウイルスが出現することがある。また、②_____に有効な抗ウイルス薬（オセルタミビル）での治療中に、この薬剤に耐性をもつウイルスが出現する場合がある。

　このような変異株を③_____という。これは、各抗ウイルス薬の標的となるウイルスタンパクの基となるウイルスゲノムに変異が生じることによる。ヒト免疫不全ウイルスによる④_____やB型肝炎ウイルスによる⑤_____の治療にも有効な抗ウイルス薬が開発されているが、③の出現により治療が困難になる場合がある。

012 突然変異

条件致死性変異に関する文章の空欄に適切な語句を記入しなさい

　通常、哺乳動物を宿主にするウイルスが感染している細胞を①_____〜②_____℃の温度で培養すると、そのウイルスの増殖効率が最も高く、例えば30℃という温度では37℃に比べて低下する。しかし、この30℃の比較的低い温度条件で培養を続けていると、

5

ウイルス学

53

③_____℃の低温環境下で増殖効率のよいウイルスに変化することがある。このような性質を獲得したウイルスを④_____とよぶ。これは、増殖機能にかかわるタンパク質を発現する⑤_____の一部が変異したことによる。逆に④は高温環境下で培養されている細胞内での増殖効率は低下している。

このように、ある条件下では増殖できるウイルスの性質が変化し、通常増殖可能な条件下で増殖しにくくなったウイルス株を⑥_____とよぶ。

④や⑥では病原性（病気を起こす能力）が⑦_____していることが多く、この変異を利用していくつかの⑧_____ワクチンが開発されている。

013 ウイルスの分類

ウイルスの命名法に関する以下の表の空欄を適切なウイルス名で埋めなさい

種名	属名	亜科名	科名
ムンプスウイルス	ルブラウイルス	①	パラミクソウイルス
単純ヘルペスウイルス1型（ヒトヘルペスウイルス1型）	シンプレックスウイルス	②	③

014 ウイルスの変異

次の後天性免疫不全症候群および新型コロナウイルス感染症（COVID-19）に関する文章の空欄に適切な語句を記入しなさい。また ［　］に選択肢がある場合はそのなかから選びなさい

1980年代初頭に、後天性免疫不全症候群（健康であったヒトが感染に対する抵抗力が低下する病気）の存在が明らかになり、それが①_____によることがフランスの②［　モンタニエ　ギャロ　］博士により証明された。性行為や③_____を介して感染が広がる。①が体内に侵入すると、それは体内のリンパ球に感染しリンパ球を破壊して免疫不全状態に導く。

①感染者においては、①の感染性を阻止する④_____抗体が体内で産生される。この抗体は、①の表面に突き出ている膜タンパクと結合して感染阻止作用を発揮する。しかし、膜タンパクを発現する遺伝子に変異が生じると、④抗体による感染阻止作用から免れる①が出現する。このため、①のヒト体内における増殖を阻止するのは難しくなる。

2019年12月に中国・武漢市で発生した⑤_____による新型コロナウイルス感染症（COVID-19）は、瞬く間に世界規模で流行した。流行が比較的長期に、また世界的に続いていることから、この過程でヒト体内で誘導された抗体からのがれる変異が⑤の中で生じている。

近年、①に対する抗ウイルス薬が開発され治療に用いられている。たとえば、①の有する
RNAからDNAの合成を促す逆転写酵素を阻害する逆転写酵素阻害剤である。①感染者に逆
転写酵素阻害剤を投与すると、一時的に①の増殖が抑制され、後天性免疫不全症候群の進行
が遅れる。しかし、この逆転写酵素を発現する遺伝子に変異が生じて逆転写酵素阻害剤に耐
性の①が出現すると、後天性免疫不全症候群の抗ウイルス薬による治療は難しくなる。中和
抗体から中和を逃れる①を⑥＿＿＿＿＿＿＿＿＿＿＿＿＿＿＿＿、
薬剤に耐性の①を⑦＿＿＿＿＿＿＿＿＿＿＿＿＿とよぶ。後天性免疫不全症候群の治療が困難
で、また、世界的に流行が拡大している背景には、①が容易に変異株を出現させる性質をも
つことがあげられる。

015 遺伝子組換え

インフルエンザウイルスの進化の機序を示すものをa～fのなかから選びなさい

A型インフルエンザウイルスは8分節のRNA遺伝子からなる。その1つに赤血球凝集素
(HA) を発現する遺伝子があり、これまでに1から18型のHA (A/H1からA/H18とよばれ
る) をそれぞれもつA型インフルエンザウイルスが知られている (現時点ではHAの型は18
種確認されている)。

A型インフルエンザウイルスはカモ、アヒル、カモメなどのトリに広く感染し、とくにカ
モなどの水鳥からはすべての亜型が分離されている。ブタ、ウマ、ヒトから主に分離されて
いるのはH1、H2、またはH3の3型である。

まれに、ヒトに感染することのできるA型インフルエンザウイルスとトリに感染するA型
インフルエンザウイルスが同時にブタの個体に感染す
ると、遺伝子の分節に組換えが起こり、ヒトに感染す
るA型インフルエンザウイルスのHAがトリに感染す
るインフルエンザウイルスのHAに置き換わり、新型
のA型インフルエンザウイルスが出現することがあ
る。このような新型のA型インフルエンザウイルスが
出現すると、スペインかぜ (A/H1N1) やアジアか
ぜ (A/H2N2)、香港かぜ (A/H3N2) のときの
ように世界的な大流行が発生する可能性がある。

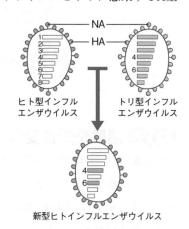

ヒト型インフル　　　トリ型インフル
エンザウイルス　　　エンザウイルス

新型ヒトインフルエンザウイルス

a. 突然変異
b. 分子内組換え
c. 遺伝的再活性化
d. 遺伝子再集合
e. 相補
f. 中和抵抗性変異

【解答】

016 遺伝子組換え

次の文章の空欄に適切な語句を語句群から選び記入しなさい

> 語句群：DNA、RNA、麻疹、水痘、急性灰白髄炎（かいはくずいえん）、ヘルペスウイルス、パラミクソウイルス、
> ピコルナウイルス、遺伝子再集合、分子内組換え、条件致死性変異

　ポリオウイルスは1本の① ＿＿＿＿＿＿＿ を遺伝情報として有するウイルスで、ヒトに感染すると② ＿＿＿＿＿＿＿＿＿＿（いわゆるポリオ）を引き起こす。これを予防するのに不活化ポリオワクチンやポリオウイルスを弱毒化させて作製されたポリオ生ワクチンが投与される。

　近年、ポリオのワクチンとポリオウイルスが分類される③ ＿＿＿＿＿＿＿＿＿＿＿ 科の別のウイルスのそれぞれの遺伝子からなるウイルスが原因となる②の流行が確認された。このウイルスは、ポリオワクチンと別のウイルスが同一個体の同一細胞に感染し、それぞれのウイルスの遺伝子の一部が合わさり、病原体が回復したものである。これを遺伝子の④ ＿＿＿＿＿＿＿＿＿＿ という。

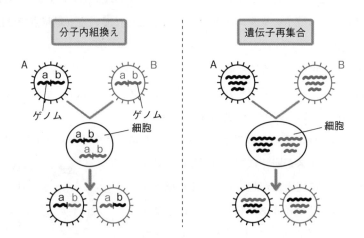

017 温度感受性変異株と生ワクチン

次の文章の［　］内の選択肢より適切な語句を選びなさい

　①［　水痘ウイルス、水痘・帯状疱疹ウイルス、単純ヘルペスウイルス1型　］は、水痘を引き起こす②［　DNA・RNA　］ウイルスである。通常③［　34・37・40　］℃で培養された細胞で最も効率よく増殖する。そこで、このウイルスを④［　34・37・40　］℃という比較的⑤［　低い・高い　］温度で培養した細胞で増殖させる操作を繰り返すことにより、低温条件で増殖しやすく、高温条件では増殖しにくくなる性質を獲得したウイルス株が得られた。これを⑥［　薬剤耐性変異・条件致死性変異・温度感受性変異　］株という。一般的に⑥株は病原性が⑦［　高まる・変わらない・低下する　］。そのため⑧［　不活化ワクチン・生ワクチン　］として使用できる場合がある。

5-01 次のうちウイルスの特徴はどれか
1．単細胞である。
2．原核生物に分類される。
3．光学顕微鏡により観察できる。
4．遺伝情報（DNAまたはRNA）を有する。
[　　　　　]

5-02 原虫、細菌、ウイルスに共通の性質を選びなさい
1．細胞からなる。
2．自らエネルギー産生機構を備えている。
3．遺伝情報（DNAまたはRNA）を有する。
4．ミトコンドリアを有する。
[　　　　　]

5-03 次のなかからウイルスにない構造を選びなさい
1．染色体
2．カプシド
3．エンベロープ
4．ゲノム
[　　　　　]

5-04 形態が砲弾状のウイルスを選びなさい
1．インフルエンザウイルス
2．ロタウイルス
3．狂犬病ウイルス
4．エボラウイルス
[　　　　　]

5-05 次のうち最も大きいウイルスはどれか
1．インフルエンザウイルス
2．ポリオウイルス
3．ヒト免疫不全ウイルス
4．痘瘡ウイルス
[　　　　　]

5-06 感冒の原因で最も多いのはどれか（第99回、2010年）
1．真菌
2．細菌
3．ウイルス
4．クラミジア
[　　　　　]

5-07 ウイルスが細胞に感染する際の最初のステップを選びなさい
1．放出
2．吸着
3．組み立て
4．脱殻
[　　　　　]

5-08 ウイルス増殖の過程で、「細胞表面に吸着したウイルスが細胞内に入り込む過程」を示す記述を選びなさい
1．吸着
2．侵入
3．脱殻
4．組み立て
[　　　　　]

5-09 インフルエンザウイルスは呼吸器粘膜に感染し気道症状を引き起こす。一方、ロタウイルスは消化器粘膜に感染して下痢症を引き起こす。このような臓器特異性を示す理由にふさわしい記述を選びなさい
1．受容体（レセプター）の分布の違い
2．感染経路の違い
3．感染ウイルス量の違い
4．媒介生物の違い
[　　　　　]

5-10 ヒトに感染して増殖するウイルスの増殖効率の最も高い温度を選びなさい
1．25℃
2．30℃
3．37℃
4．42℃
[　　　　　]

5-11 中和抵抗性変異株ウイルスの変異の起こっているウイルス構造を選びなさい
1．膜タンパク
2．核タンパク
3．細胞膜
4．リボソーム
[　　　　　]

5-12 温度感受性変異株の特徴でないものを選び
　　なさい

1．一般的に病原性は低下している。
2．弱毒生ワクチンのなかに温度感受性変異株が
　　ある。
3．高温での増殖効率は低下していない。
4．ゲノムに変異が生じている。

　　　　　　　　　　　　　[　　　　　　]

5-13 ウイルス性肝炎の起災ウイルスでDNAウ
　　イルスはどれか（第110回、2021）

1．A型肝炎ウイルス
2．B型肝炎ウイルス
3．C型肝炎ウイルス
4．E型肝炎ウイルス

　　　　　　　　　　　　　[　　　　　　]

5-14 写真に示されている構造をもつウイルスを
　　選びなさい

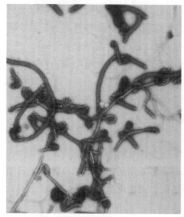

1．痘瘡ウイルス
2．エボラウイルス
3．ポリオウイルス
4．ヒト免疫不全ウイルス

　　　　　　　　　　　　　[　　　　　　]

5-15 ウイルスが細胞に感染し増殖するときにみ
　　られる細胞形態の変化をなんというか

1．細胞構造変化
2．細胞性質変化
3．細胞形態変化
4．細胞変性効果

　　　　　　　　　　　　　[　　　　　　]

5-16 次のうちRNAウイルスはどれか

1．ノロウイルス
2．単純ヘルペスウイルス1型
3．アデノウイルス
4．ヒトパピローマウイルス

　　　　　　　　　　　　　[　　　　　　]

5-17 次のうちRNAウイルスはどれか

1．痘瘡ウイルス
2．単純ヘルペスウイルス2型
3．ヒトパルボウイルスB19
4．インフルエンザウイルス

　　　　　　　　　　　　　[　　　　　　]

5-18 成人T細胞白血病を引き起こすウイルスを
　　選びなさい

1．ヒト免疫不全ウイルス
2．B型肝炎ウイルス
3．EBウイルス
4．ヒトTリンパ球指向性ウイルス1型（HTLV-
　　1）

　　　　　　　　　　　　　[　　　　　　]

5-19 肝細胞がんを引き起こすウイルスの組み合
　　わせを選びなさい

| a．A型肝炎ウイルス　　b．B型肝炎ウイルス |
| c．C型肝炎ウイルス　　d．E型肝炎ウイルス |

1．aとb　　　　2．bとc　　　　3．cとd
4．aとd　　　　5．すべて

　　　　　　　　　　　　　[　　　　　　]

5-20 子宮頚がんの原因となるウイルスを選びな
　　さい

1．単純ヘルペスウイルス2型
2．EBウイルス
3．ヒトパピローマウイルス
4．ポリオーマウイルス

　　　　　　　　　　　　　[　　　　　　]

5-21 血液を介して感染するウイルスを選びなさい

1. ヒト免疫不全ウイルス
2. A型肝炎ウイルス
3. ポリオウイルス
4. ヒトパピローマウイルス

[　　　　　]

5-22 ヒトに蚊を媒介して感染するウイルスを選びなさい

1. B型肝炎ウイルス
2. 日本脳炎ウイルス
3. 麻疹ウイルス
4. 狂犬病ウイルス

[　　　　　]

5-23 バクテリオファージが感染する細胞を選びなさい

1. 細菌
2. 原虫
3. 寄生虫
4. 哺乳細胞

[　　　　　]

5-24 腫瘍ウイルスに関する正しい記述を2つ選びなさい

1. バーキットリンパ腫患者はアフリカに多い。
2. 成人T細胞白血病は日本に多い。
3. A型肝炎ウイルスは腫瘍ウイルスである。
4. 子宮頸がんの原因の1つとしてパルボウイルスがあげられる。

[　　　　　]

5-25 温度感受性変異株の説明として正しい記述を2つ選びなさい

1. 熱に不活化されにくい性質を獲得した。
2. 比較的高い温度で増殖しやすい性質を獲得した。
3. 病原性が低下した。
4. 水痘ワクチンは温度感受性変異株である。

[　　　　　]

5-26 気道感染症を引き起こすウイルスを1つ選びなさい

1. ポリオウイルス
2. 単純ヘルペスウイルス2型
3. インフルエンザウイルス
4. 日本脳炎ウイルス

[　　　　　]

6 感染

001 感染の定義

次の説明文に適切な語句を語句群から選び記入しなさい

> 語句群：汚染、定着、感染、中毒

1）微生物が宿主の皮膚や粘膜表面などに単に付着した状態

      ① _____

2）微生物が宿主の体内に侵入し、特定の組織内や粘膜表面に付着・増殖し、宿主に何らか
の影響を与える状態

      ② _____

3）微生物が産生する化学物質が宿主の体内に入り、宿主に不利益な影響を与える状態

      ③ _____

4）微生物が宿主の皮膚や粘膜表面などに付着・増殖していても、宿主に影響を与えない状態

      ④ _____

002 感染の成立

感染が成立している状態を説明しなさい

_____

_____

003 感染の成立

感染が成立していると考えられるものをすべて選びなさい

- a. かぜをひいている。
- b. 頭痛がする。
- c. 室温で保存していた食べ物にカビが生えている。
- d. 友だちから水痘に罹ったようだが症状は軽いようだ。
- e. かぜに罹っている子どもの鼻水が手についた。
- f. 消化管には多くの種類の細菌が検出される。
- g. 目脂（めやに）が多い。
- h. 不活化ポリオワクチン接種を受けた乳児。
- i. 種痘痕（天然痘ワクチン接種の痕）がある。
- j. 水痘ワクチンを接種された。

【解答】_____

004 感染の成立

次の文章の空欄に適切な語句を語句群から選び記入しなさい

> 語句群：潜伏、再活性化、慢性、顕性、不顕性、回帰発症、Ｃ型肝炎、インフルエンザ、水痘、帯状疱疹

　ヒトは日本脳炎ウイルスに感染しても脳炎（中枢神経系の炎症）を発症するとは限らず、むしろ発症しないことが多い。このように病原体に感染しても何も症状を呈さない状態を①_____感染という。①感染であっても、その病原体に対する抵抗力（免疫）は獲得されている。一方、感染に伴い、それが原因で何らかの不利益な症状を呈する場合を②_____感染とよぶ。

　ヒトはいろいろな病原体に感染するが、病原体の種類によってはその感染のあり方が異なる。たとえば、多くの場合、ヒトは③_____ウイルスに感染すると気道症状（発熱、咳、鼻水）を発症し、数日で治癒する。治癒すると病原体は体内から排除される。しかし、④_____ウイルスのように、感染すると肝炎（肝臓の炎症）を発症するだけではなく、ウイルスが体内から排除されることなく持続的に続くものもある。このように病原体が排除されることなく症状が出続ける場合を⑤_____感染という。一方、感染後に病原体が排除されることなく感染状態が続いているにもかかわらず、何も症状を呈していない場合を⑥_____感染という。⑥感染中、ウイルスの病原力と宿主の感染防御能の均衡が崩れて再び増殖しはじめること〔⑦_____という〕がある。たとえば、ヒトが水痘・帯状疱疹ウイルスに初めて感染すると、その多く（70～80％）が⑧_____を発症し、そして治癒する。しかし、治癒後も水痘・帯状疱疹ウイルスは

体内の知覚神経節に⑥感染しており、何らかのきっかけで⑦すると、⑨＿＿＿＿＿＿＿＿＿＿とよばれる知覚神経支配領域の皮膚に水疱性病変を引き起こす。潜伏感染している病原体が⑦して病気を起こす場合を、⑩＿＿＿＿＿＿＿＿＿＿とよぶ

005 日和見感染症

日和見感染症を起こしやすいヒトをすべて選びなさい

a. 高血圧患者
b. 健康な成人
c. がん治療を受けている人
d. エイズ発症者
e. 健康な女性

f. 健康な小児
g. 糖尿病患者
h. 先天性免疫不全症患者
i. 骨髄・臓器移植患者
j. 体が不自由で寝たきりの者

【解答】＿＿＿＿＿＿＿＿＿＿＿＿＿＿

006 感染と発症の形態

以下にあげられた図①〜③に示される形態の感染症を起こす病原体を語句群からそれぞれ2つずつ選びなさい

語句群：B型肝炎ウイルス、A型肝炎ウイルス、単純ヘルペスウイルス1型、ムンプスウイルス、ヒトTリンパ球指向性ウイルス1型、水痘・帯状疱疹ウイルス

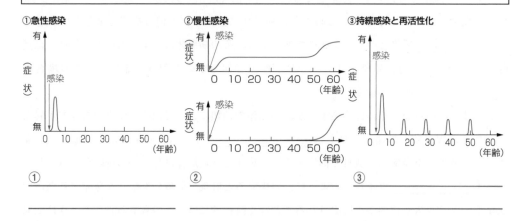

①＿＿＿＿＿＿＿＿＿＿＿＿＿＿＿
＿＿＿＿＿＿＿＿＿＿＿＿＿＿＿

②＿＿＿＿＿＿＿＿＿＿＿＿＿＿＿
＿＿＿＿＿＿＿＿＿＿＿＿＿＿＿

③＿＿＿＿＿＿＿＿＿＿＿＿＿＿＿
＿＿＿＿＿＿＿＿＿＿＿＿＿＿＿

007 伝播様式

次の記述を水平感染と垂直感染に分類しなさい

- a. 母体から胎児、新生児へと微生物が直接的に伝わる伝播様式
- b. ヒトから独立したほかのヒトへ微生物が伝わる伝播様式
- c. 飛沫感染・空気感染が含まれる。
- d. 産道感染が含まれる。
- e. ベクター感染が含まれる。
- f. 経胎盤感染が含まれる。
- g. 性感染症がこれにあたる。
- h. 母乳を介した感染がこれにあたる。

水平感染 _____

垂直感染 _____

008 伝播様式

表中の感染症の事例に適切な感染様式（選択群A）と説明（選択群B）を選びなさい

選択群A：	選択群B：
接触感染	a．微生物が存在する病巣などとの直接的接触による病原体感染
ベクター感染	b．動物が媒介して病原体をヒトに伝播する様式の感染
媒介物感染	c．病原体に汚染された物、水、食物、血液などの媒介物を介する感染
空気・飛沫感染	d．保菌者の咳、くしゃみ、あるいは会話に伴って、病原体が含まれる飛沫が飛散し、その飛沫をほかのヒトが吸入することによって起こる感染

感染症の事例	感染様式	説明
ある学校のクラスで結核が流行した	① ____	② ____
病原大腸菌に汚染された食品を食べたヒトに食中毒が流行した	③ ____	④ ____
性行為をして淋病を発症した	⑤ ____	⑥ ____
アフリカ旅行中に蚊に刺されてマラリアを発症した	⑦ ____	⑧ ____

009 食中毒

以下にあげられた病原体を感染型食中毒を起こす病原体と毒素型食中毒を起こす病原体にそれぞれ分類しなさい

> 病原体：サルモネラ菌、セレウス菌、腸管出血性大腸菌、腸炎ビブリオ、ボツリヌス菌、
> 　　　　黄色ブドウ球菌

感染型食中毒	毒素型食中毒

010 空気感染

空気感染を起こす代表的な病原体（細菌で１つ、ウイルスで２つ）をあげなさい

細菌：① _____

ウイルス：② _____ 、_____

011 垂直感染

次の文章の空欄に適切な語句を語句群から選び記入しなさい

> 語句群：産道、経胎盤、水平、垂直、先天性風疹症候群、ヒトTリンパ球指向性ウイルス１型、
> 　　　　単純ヘルペスウイルス、A型肝炎ウイルス

　病原微生物（ウイルスを含む）が母体から胎児、新生児へと直接的に伝わる伝播様式を① _____ 感染という。

　①感染は、妊娠期間中に胎盤を通して胎児が母体から微生物に感染する② _____ 感染と分娩時に産道で胎児が母体から病原体に感染する③ _____ 感染、授乳を介して乳児が母体から病原体に感染する母乳感染などがある。②感染には先天性サイトメガロウイルス感染症、先天性梅毒、④ _____ が、③感染には、新生児の淋菌性結膜炎、⑤ _____ 感染、B型肝炎ウイルス感染、ヒト免疫不全ウイルス感染、母乳感染には、⑥ _____ やヒト免疫不全ウイルス感染症があげられる。

012 垂直感染

垂直伝播による母子感染を起こす病原体をすべて選びなさい

a. B型肝炎ウイルス

f. A型肝炎ウイルス

b. インフルエンザウイルス

g. トキソプラズマ

c. 梅毒トレポネーマ

h. ノロウイルス

d. サイトメガロウイルス

i. ヒトパルボウイルスB19

e. 風疹ウイルス

j. 日本脳炎ウイルス

【解答】 _____

013 人獣共通感染症

次の表中の空欄に適切な語句を記入しなさい

病原体	疾患	感染源動物
ペスト菌	ペスト	① _____
② _____	ネコひっかき病	ネコ
③ _____	ラッサ熱	ネズミ
日本脳炎ウイルス	日本脳炎	④ _____ トリ
高病原性A型鳥インフルエンザウイルス	高病原性A型鳥インフルエンザウイルス感染症	⑤ _____
トキソプラズマ・ゴンディ	トキソプラズマ症	⑥ _____
狂犬病ウイルス	⑦ _____	イヌ、コウモリ
⑧ _____	黄熱	ヒト、サル
プリオン	変異型クロイツフェルト・ヤコブ病	⑨ _____
⑩ _____	腎症候性出血熱、またはハンタウイルス肺症候群	ネズミ
⑪ _____	重症熱性血小板減少症候群	シカなどのほ乳動物

実践問題　❻感染

❻-01 易感染者でないヒトを選びなさい

1．肥満者
2．糖尿病罹患者
3．術後患者
4．未熟児

[　　　　　　]

❻-02 日和見感染症の重要な病原体の組み合わせを選びなさい

| a. サイトメガロウイルス |
| b. 緑膿菌 |
| c. ニューモシスチス・カリニ |
| d. カンジダ属の真菌 |

1．aとb　　　　2．bとc　　　　3．cとd
4．aとd　　　　5．すべて

[　　　　　　]

❻-03 日和見感染症はどれか（第98回、2009年）

1．麻疹
2．インフルエンザ
3．マイコプラズマ肺炎
4．ニューモシスチス肺炎

[　　　　　　]

❻-04 慢性感染を起こし得る病原体を選びなさい

1．B型肝炎ウイルス
2．ロタウイルス
3．インフルエンザウイルス
4．A型肝炎ウイルス

[　　　　　　]

❻-05 易感染者と日和見感染症の組み合わせで誤っているものを選びなさい

1．エイズ患者————ニューモシスチス肺炎
2．術後患者————緑膿菌感染
3．がん治療を受けている者————帯状疱疹
4．妊婦————風疹

[　　　　　　]

❻-06 空気感染を起こす感染症を選びなさい

1．結核
2．メチシリン耐性黄色ブドウ球菌感染症
3．化膿性レンサ球菌感染症
4．単純ヘルペスウイルス感染症

[　　　　　　]

❻-07 飛沫感染するのはどれか（第106回、2017）

1．疥　癬
2．コレラ菌
3．A型肝炎
4．インフルエンザ

[　　　　　　]

❻-08 感染症と感染経路の組合せで正しいのはどれか（第110回、2021）

1．結　核————————接触感染
2．麻　疹————————空気感染
3．マラリア————————飛沫感染
4．インフルエンザ————経口感染

[　　　　　　]

❻-09 飛沫感染するのはどれか（第112回、2023）

1．疥　癬
2．破傷風
3．テング熱
4．インフルエンザ

[　　　　　　]

❻-10 空気感染するのはどれか（第100回、2011年）

1．結核菌
2．腸管出血性大腸菌
3．ヒト免疫不全ウイルス（HIV）
4．メチシリン耐性黄色ブドウ球菌（MRSA）

[　　　　　　]

⑥-11 空気感染に関する記述として正しい文章の組み合わせを選びなさい

> a．患者と同じ部屋で過ごすと必ず発症する。
> b．患者と同じ部屋で過ごすとうがい・手洗いをしても感染を完全に防ぐことはできない。
> c．結核は空気感染を起こす。
> d．マスクをしていれば空気感染を完全に予防できる。

1．aとb   2．bとc   3．cとd
4．aとd   5．すべて

[   ]

⑥-12 性感染症を起こす病原体の組み合わせを選びなさい

> a．大腸菌
> b．梅毒トレポネーマ
> c．淋菌
> d．黄色ブドウ球菌

1．aとb   2．bとc   3．cとd
4．aとd   5．すべて

[   ]

⑥-13 性感染症を起こす病原体の組み合わせを選びなさい

> a．単純ヘルペスウイルス2型
> b．ヒトパピローマウイルス
> c．ヒトパルボウイルスB19
> d．水痘・帯状疱疹ウイルス

1．aとb   2．bとc   3．cとd
4．aとd   5．すべて

[   ]

⑥-14 性感染症（STD）について正しいのはどれか（第102回、2013年）

1．経口避妊薬の内服が予防に有効である。
2．患者のパートナーは治療の対象ではない。
3．10代では性器ヘルペスの罹患が最も多い。
4．性器クラミジア感染症の罹患は不妊症の危険因子である。

[   ]

⑥-15 令和3年（2021年）の感染症発生動向調査による年間の性感染症〈STD〉報告数で最も多いのはどれか（第106回、改変）

1．性器クラミジア感染症
2．尖圭コンジローマ
3．性器ヘルペス
4．淋菌感染

[   ]

⑥-16 女性の不妊症の原因になる可能性がある性感染症（STD）はどれか2つ選びなさい（第100回、2011年）

1．梅毒
2．淋菌感染症
3．性器ヘルペス
4．尖圭コンジローマ
5．性器クラミジア感染症

[   ]

⑥-17 次の病原体のなかから産道感染を起こす病原体の組み合わせを選びなさい

> a．ヒトTリンパ球指向性ウイルス1型
> b．トキソプラズマ・ゴンディ
> c．B型肝炎ウイルス
> d．単純ヘルペスウイルス2型

1．aとb   2．bとc   3．cとd
4．aとd   5．すべて

[   ]

6-18 胎盤感染を起こす病原体の組み合わせを選びなさい

> a．ヒトパルボウイルスB19
> b．風疹ウイルス
> c．サイトメガロウイルス
> d．トキソプラズマ・ゴンディ

1．aとb　　　　2．bとc　　　　3．cとd
4．aとd　　　　5．すべて

[　　　　　]

6-19 母体から胎児への感染はどれか（第107回、2018）
1．水平感染
2．垂直感染
3．接触感染
4．飛沫感染

[　　　　　]

6-20 母乳感染を起こす病原体を選びなさい
1．風疹ウイルス
2．梅毒トレポネーマ
3．B型肝炎ウイルス
4．ヒトTリンパ球指向性ウイルス1型

[　　　　　]

6-21 母乳が主な感染経路となるのはどれか（第102回、2013年）
1．成人T細胞白血病（ATL）ウイルス
2．単純ヘルペスウイルス（HSV）
3．サイトメガロウイルス
4．風疹ウイルス

[　　　　　]

6-22 病原体とベクター（媒介生物）の組み合せで誤っているものを選びなさい
1．ペスト―――――――――ノミ
2．クリミア・コンゴ出血熱―ダニ
3．日本脳炎ウイルス―――――コガタアカイエカ
4．マラリア―――――――――ツェツェバエ

[　　　　　]

6-23 飲水を介して拡大する感染症（水系感染）の原因となる微生物を選びなさい
1．C型肝炎ウイルス
2．クリプトスポリジウム
3．病原性大腸菌
4．黄色ブドウ球菌

[　　　　　]

6-24 食中毒の原因となる肝炎ウイルスの組み合わせを選びなさい

> a．A型肝炎ウイルス
> b．B型肝炎ウイルス
> c．C型肝炎ウイルス
> d．E型肝炎ウイルス

1．aとb　　　　2．bとc　　　　3．cとd
4．aとd　　　　5．すべて

[　　　　　]

6-25 人獣共通感染症に関する正しい記述の組み合わせを選びなさい

> a．すべての人獣共通感染症はベクターを介した感染である。
> b．食中毒による集団発生を起こす人獣共通感染症はない。
> c．エボラ出血熱とマールブルグ病は人獣共通感染症である。
> d．現在日本では狂犬病は根絶されている。

1．aとb　　　　2．bとc　　　　3．cとd
4．aとd　　　　5．すべて

[　　　　　]

⑥-26 易感染性を誘導する（感染防御機構を破綻
させる）薬物の組み合わせを選びなさい

---
a．経口ステロイド剤
b．免疫抑制剤
c．非ステロイド系消炎鎮痛剤
d．抗けいれん剤

1．aとb   2．bとc   3．cとd
4．aとd   5．すべて

[　　　　　]

⑥-27 性感染症に関する記述として正しい文章の
組み合わせを選びなさい

---
a．性感染症は接触感染による。
b．性感染症のなかには不顕性感染のものもあ
る。
c．セックスパートナーの治療も必要である。
d．性感染症であっても泌尿・生殖器の感染に
とどまるものではない。

1．aとb   2．bとc   3．cとd
4．aとd   5．すべて

[　　　　　]

⑥-28 母子感染の原因になる性感染症の組み合わ
せを選びなさい

---
a．性器ヘルペス
b．性器クラミジア
c．梅毒
d．後天性免疫不全症候群

1．aとb   2．bとc   3．cとd
4．aとd   5．すべて

[　　　　　]

⑥-29 ダニを介する感染症の組み合わせを選びな
さい

---
a．日本紅斑熱   b．ライム病
c．マラリア   d．デング熱

1．aとb   2．bとc   3．cとd
4．aとd   5．すべて

[　　　　　]

⑥-30 感染防御に働いている因子の組み合わせを
選びなさい

---
a．正常皮膚
b．胃酸の分泌
c．消化管の常在細菌叢
d．気管上皮細胞の線毛運動

1．aとb   2．bとc   3．cとd
4．aとd   5．すべて

[　　　　　]

7 免疫学

001 免疫とは

次の文章の空欄に適切な語句を記入しなさい

免疫とは「疫病から免れる」というのが元来の意味で、一度ある感染症に罹ると、同じ感染症に罹患しなくなる現象を意味する。たとえば、一度麻疹に罹ると、麻疹ウイルスに感染しても麻疹を発症しないか、軽くすみ、それは麻疹ウイルスに対する免疫を獲得したことを意味する。

生体内で免疫反応を誘導する物質を①＿＿＿＿＿という。①になる物質は、人体にとっては異物であり、主として②＿＿＿＿＿＿＿である。しかし、なかには多糖体、脂質、核酸などが①となることもある。細菌の③＿＿＿＿＿成分、ウイルスの④＿＿＿＿＿、⑤＿＿＿＿＿＿成分などが①となる。

002 免疫

次の現象のなかから免疫と考えられるものを選びなさい

a. 子どものときに麻疹に罹っているので、もう麻疹にはならないだろう。

b. 胃液には殺菌作用がある。

c. 気管支粘膜に存在する線毛のおかげで喀痰が運ばれる。

d. 天然痘が根絶できたのはワクチンのおかげだ。

e. 臓器移植を受けたが、残念ながら拒絶反応が出現した。

f. 生まれたばかりの赤ちゃんは水痘に罹りにくい。

g. ジェンナーは牛痘に罹った乳搾りのヒトが天然痘に罹らないことに気がついた。

h. 乾布摩擦を行うとかぜをひきにくくなる。

【解答】＿＿＿＿＿＿＿＿＿＿＿＿＿＿＿＿＿

003 免疫機序

次の文章の空欄に適切な語句を語句群から選び記入しなさい。また、[ ] に選択肢がある場合にはそのなかから選びなさい

> 語句群：形質細胞、細胞傷害性Tリンパ球、Bリンパ球、ヘルパーTリンパ球、液性、細胞性、
> マクロファージ、抗原、中和、樹状細胞

　特異な病原微生物などの①＿＿＿＿＿＿に対する免疫の獲得を、②[**獲得　受動**]免疫とよぶ。②免疫には、主としてBリンパ球が関与する③＿＿＿＿＿免疫と、Tリンパ球が関与する④＿＿＿＿＿免疫がある。

　③免疫は、Bリンパ球の働きにより、①を抗体で⑤＿＿＿＿＿（無毒化）することによる感染防御機構で、④免疫は、活性化されたTリンパ球によって病原体が排除される仕組みである。

　体内に侵入した①は、⑥＿＿＿＿＿＿や⑦＿＿＿＿＿＿に捕えられる。抗原を捕えた⑥や⑦は、①を消化・修飾（プロセシング）してTリンパ球に提示する。その抗原を認識したTリンパ球は活性化し、⑧＿＿＿＿＿＿＿＿となる。⑧はTリンパ球の⑨＿＿＿＿＿＿＿＿などへの分化を促進して、⑨が特定抗原をもつ異物を排除するように働くよう促進する。

　また、⑧は⑩＿＿＿＿＿＿の分化を促進し、活性化した⑪＿＿＿＿＿に特定①を⑤する抗体の産生を促進する（②免疫）。

　このようにして、ヒトは侵入した異物（病原微生物など）を排除する。

004 免疫機序

次の免疫獲得に関する図の空欄に適切な語句を記入しなさい

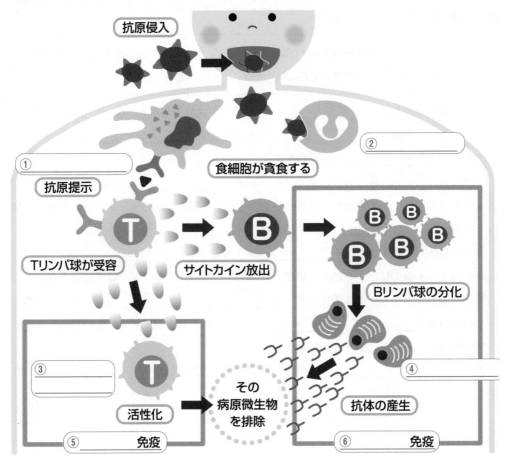

抗原侵入

①_____
抗原提示

② _____

食細胞が貪食する

Tリンパ球が受容

サイトカイン放出

Bリンパ球の分化

③_____

活性化

その病原微生物を排除

④_____

抗体の産生

⑤_____ 免疫

⑥_____ 免疫

005 免疫担当細胞

各免疫担当細胞の役割について表中に適する語句をそれぞれ語句群から選びなさい

語句群：好中球、形質細胞、マクロファージ、Tリンパ球、Bリンパ球、好塩基球、NK細胞

各免疫担当細胞	役割
① _____	化学伝達物質の放出
② _____	細胞性免疫の活性化
③ _____	抗原提示細胞
④ _____	液性免疫の活性化
⑤ _____	異物の貪食と消化・殺菌
⑥ _____	抗体の産生・分泌
⑦ _____	腫瘍細胞の破壊

006 免疫の誘導機序

次の表に記されている免疫誘導法に適する語句（免疫の分類）を選択群Aから、また、説明文を選択群Bから選び記入しなさい

免疫誘導法	免疫の分類	説明文
麻疹ワクチン（弱毒生ワクチン）の接種による麻疹の予防	① _____	② _____
抗ウイルス作用のあるインターフェロンの投与	③ _____	④ _____
水痘患者に接触したので水痘・帯状疱疹ウイルスに対する中和抗体を含むガンマグロブリン製剤を投与された	⑤ _____	⑥ _____
経胎盤経路で母から移行しているIgGにより新生児は感染から守られている	⑦ _____	⑧ _____

<table>
<tr><td>選択群A：</td><td>選択群B：</td></tr>
<tr><td>非特異的受動免疫

非特異的能動免疫

特異的受動免疫

特異的能動免疫</td><td>a. 特定の病原体の抗原を接種したり感染させたりして免疫能を誘導する。誘導される免疫能は比較的長期にわたり持続する。
b. 特定の病原体に対する中和抗体（グロブリン製剤など）を投与して侵入した病原体を中和（無毒化）する方法である。効果は一時的である。
c. 特定の病原体（抗原）による免疫という操作を加えずに免疫能を高めて抵抗性を誘導すること。その効果は長くは持続しない。
d. 多種類の病原体に対する中和抗体を与えて侵入する病原体を中和（無毒化）する方法で免疫を誘導すること。効果は一時的である。</td></tr>
</table>

007 免疫の作用機序

次のなかから特異的能動免疫の例を選びなさい

a. 赤血球輸血

b. 授乳

c. 麻疹ワクチンの接種

d. γ-グロブリン製剤の投与

【解答】 _____

008 抗体（グロブリン）

次の図は抗体の基本構造である。空欄にそれぞれ適切な語句を語句群から選びなさい

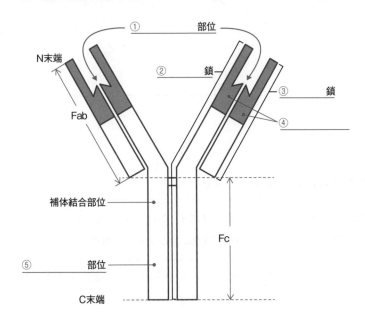

語句群：

不変領域、可変領域、H、
L、細胞結合、抗原結合

009 抗体（グロブリン）

次の抗体に関する設問に答えなさい

❶抗体の種類とその説明として、誤っているものをすべて選びなさい

a. IgG————胎盤を通過する。

b. IgM————胎盤を通過する。

c. IgA————粘膜免疫を担う。

d. IgE————好塩基球からの化学伝達物質の分泌に関与する。

e. IgD————血中に最も多く存在する（血清濃度が最も高い）。

【解答】

❷感染後、最も早期に出現する病原体に対する特異抗体はどれか

a. IgG

b. IgM

c. IgA

d. IgE

【解答】

❸IgG抗体が抗原に結合する部位はどこか

a. 不変領域

b. 補体結合部位

c. 細胞結合部位

d. 可変領域

【解答】＿＿＿＿＿＿＿＿＿＿＿＿＿＿＿＿＿＿＿＿＿

010 補体

次の文章の空欄に適切な語句を語句群から選び記入しなさい

語句群：C1、C2、C3、C3a、C3b、C4、C5、C5a、C5b、C6、C7、C8、C9、走化性、食細胞、別、古典的、レクチン、抗原抗体複合体、マンノース、血管

免疫（感染に対する抵抗性）には、補体経路とよばれる補体がかかわる生体防御機構も重要な役割を担っている。補体は①＿＿＿＿＿から②＿＿＿＿＿までの9種類のタンパク質と、その補体経路を促進、または抑制する因子（B、D、H、I因子など）からなる。

③＿＿＿＿＿＿＿＿＿＿＿＿や異物が存在する場所で、連鎖的に補体経路が活性化され、それらを排除するように働く。

この活性化の経路には③が活性化の引きがねとなる④＿＿＿＿＿＿経路（図A）、グラム陰性菌の内毒素、酵母の多糖体、腫瘍細胞、ウイルス感染細胞など細胞壁成分、細胞の膜成分が活性化の直接的引きがねとなる⑤＿＿＿＿経路（図B）、血清中の⑥＿＿＿＿＿様タンパク（マンノース結合レクチン）と微生物表面の⑦＿＿＿＿＿（六単糖）が含まれる糖鎖との結合物が引きがねとなる⑧＿＿＿＿＿経路（図C）の3つが知られている。

いずれの経路も⑨＿＿＿＿以後の活性化はほぼ同じである。重要な働きをするのはC3a、C3b、C5a、C5b、およびC5b〜C9複合体（C5b6789と表記する）である。⑨と⑩＿＿＿＿＿は肥満細胞（マスト細胞）を刺激し、顆粒に含まれる化学メディエーターを放出させ、その作用によって⑪＿＿＿＿＿＿の透過性を高める。それによって⑫＿＿＿＿＿＿（好中球、単球・マクロファージ）が血中から病変の認められる組織へ移行するのを助ける。

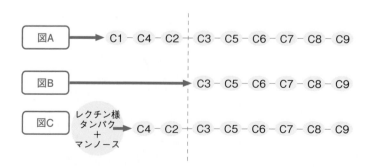

⑩は⑫の⑬＿＿＿＿＿＿を促進して⑫を感染部位に誘導する。

　C3bは微生物の表面に結合したまま残り、C5以後を活性化するとともに、その微生物を食細胞が貪食しやすくする。C5b6789は、抗原が細胞膜の場合その細胞膜に穴をあけて傷害し、また、抗原が微生物の場合ウイルスや細菌を不活化する。

011 補体

補体の活性化経路において誘導される作用として<u>ふさわしくないもの</u>**を選びなさい**

a. 肥満細胞の活性化

b. 白血球の走化作用

c. 膜障害（細胞溶解反応）

d. 形質細胞からの抗体産生の促進

【解答】＿＿＿＿＿＿＿＿＿＿＿＿＿＿

012 補体

補体の活性化を誘導する因子を選びなさい

a. TNF（腫瘍壊死因子）　　　　　b. インターフェロン

c. 抗原抗体複合体　　　　　　　　d. IgE抗体

【解答】＿＿＿＿＿＿＿＿＿＿＿＿＿

013 サイトカイン

次の説明文に適するものを語句群より選びなさい

> 語句群：IL-2、IL-6、G-CSF、IFN-α/β、TNF

❶ウイルス感染に対し、細胞を抵抗状態に誘導する。

①＿＿＿＿＿＿＿＿＿＿＿＿

❷顆粒球の分化・増殖にかかわる。

②＿＿＿＿＿＿＿＿＿＿＿＿

014 アレルギー

次のアレルギーに関する説明文をA群から、現象・疾患をB群から選び分類しなさい

アレルギー	説明	現象・疾患
Ⅰ型アレルギー	① _____	② _____
Ⅱ型アレルギー	③ _____	④ _____
Ⅲ型アレルギー	⑤ _____	⑥ _____
Ⅳ型アレルギー	⑦ _____	⑧ _____

A群：

1. アレルゲンが誘導する細胞性免疫の過剰反応
2. 肥満細胞や好塩基球から放出されるロイコトリエンが誘導する反応
3. 免疫（抗原抗体）複合体が付着した組織が、補体活性化により誘導される障害
4. 細胞表面上の抗体に補体が結合し、誘導される細胞傷害反応

B群：

a. アナフィラキシーショック
b. ツベルクリン反応陽性
c. Rh不適合妊娠
d. 全身性エリテマトーデス
e. 小児気管支喘息
f. 蕁麻疹
g. 接触性皮膚炎
h. そばアレルギー

❼-01 麻疹ワクチン接種による感染防御として正しい分類を選びなさい

1. 非特異的受動免疫
2. 非特異的能動免疫
3. 特異的受動免疫
4. 特異的能動免疫

[　　　　]

❼-02 体内に侵入した抗原を貪食し、提示する機能を有する細胞はどれか

1. Bリンパ球
2. 好中球
3. Tリンパ球
4. マクロファージ

[　　　　]

❼-03 貪食能を有するのはどれか（第95回、2006年）

1. 巨核球
2. 好中球
3. 形質細胞
4. T細胞

[　　　　]

❼-04 Ⅰ型アレルギーと関連の深い細胞を選びなさい

1. Bリンパ球
2. 肥満細胞
3. 好酸球
4. 好中球

[　　　　]

❼-05 自然免疫を直接担う免疫細胞を選びなさい

1. NK細胞
2. 形質細胞
3. 好中球
4. マクロファージ

[　　　　]

❼-06 胎盤を通過する抗体を選びなさい。

1. IgG抗体
2. IgM抗体
3. IgA抗体
4. IgE抗体

[　　　　]

❼-07 Ⅰ型アレルギーと関連の深い抗体を選びなさい

1. IgG抗体
2. IgM抗体
3. IgA抗体
4. IgE抗体

[　　　　]

❼-08 抗ウイルス活性を直接誘導するサイトカインを選びなさい

1. TNF
2. IL-2
3. IFN-α/β
4. G-CSF

[　　　　]

❼-09 補体の感染防御作用でないものを選びなさい

1. 細胞膜溶解
2. 白血球走化作用
3. アナフィラトキシン作用
4. 抗原の中和反応

[　　　　]

❼-10 補体の活性化がかかわっているアレルギーの組み合わせを選びなさい

1. Ⅰ型アレルギーとⅡ型アレルギー
2. Ⅱ型アレルギーとⅢ型アレルギー
3. Ⅲ型アレルギーとⅣ型アレルギー
4. Ⅳ型アレルギーのみ

[　　　　]

7-11 細胞性免疫による現象・疾患を選びなさい

```
a．接触性皮膚炎
b．移植臓器への拒絶反応
c．アナフィラキシーショック
d．中和抗体による毒素の不活化
```

1．aとb   2．bとc   3．cとd
4．aとd   5．すべて

[   ]

7-12 Tリンパ球の成熟する場として適切なものを選びなさい

1．脾臓
2．肝臓
3．胸腺
4．甲状腺

[   ]

7-13 血中IgE濃度の高くなることの多い疾患の組み合わせを選びなさい

```
a．アトピー性皮膚炎
b．寄生虫感染症
c．結核
d．後天性免疫不全症候群
```

1．aとb   2．bとc   3．cとd
4．aとd   5．すべて

[   ]

7-14 気道粘膜における病原体の中和反応に中心的な働きをする抗体を選びなさい

1．IgG抗体
2．IgM抗体
3．IgA抗体
4．IgE抗体

[   ]

7-15 補体の活性化経路のうち抗原抗体複合体がきっかけになる経路を選びなさい

1．古典的経路
2．別経路
3．レクチン経路
4．上のいずれでもない

[   ]

7-16 アレルギー反応と現象・疾患の組み合わせとして誤っているものを選びなさい

1．Ⅰ型アレルギー——アナフィラキシーショック
2．Ⅱ型アレルギー——血液型不適合輸血
3．Ⅲ型アレルギー——ツベルクリン反応陽性
4．Ⅳ型アレルギー——接触性皮膚炎

[   ]

7-17 能動免疫を誘導できるものの組み合わせを選びなさい

```
a．風疹ワクチン接種
b．インターフェロンの投与
c．乳酸菌製剤の摂取
d．百日咳ワクチン接種
```

1．aとb   2．bとc   3．cとd
4．aとd

[   ]

7-18 肥満細胞から分泌される化学メディエーター（化学伝達物質）によらない作用を選びなさい

1．平滑筋収縮作用
2．血管透過性の亢進
3．好酸球の遊走促進
4．幹細胞の分化成熟の促進

[   ]

7-19 麻疹に罹患した際の抗体反応の記述として正しい組み合わせを選びなさい

a. 感染後出現した麻疹ウイルスに対するIgG抗体は生涯陽性である。
b. 感染後出現した麻疹ウイルスに対するIgM抗体は生涯陽性である。
c. 感染後出現した麻疹ウイルスに対するIgG抗体は一過性に陽性である。
d. 感染後出現した麻疹ウイルスに対するIgM抗体は一過性に陽性である。

1. aとb　　　2. bとc　　　3. cとd
4. aとd　　　5. すべて

[　　　　　]

7-20 ワクチン接種後の抗体産生について正しいのはどれか（第111回、2022）

1. ワクチン内の抗原を提示するのは好中球である。
2. 抗原に対して最初に産生される抗体はIgAである。
3. 抗原に対して血中濃度が最も高くなる抗体はIgMである。
4. 同じワクチンを2回接種すると抗原に対する抗体の産生量が増加する。

[　　　　　]

7-21 免疫不全を誘導する因子の組み合わせを選びなさい

a. ヒト免疫不全ウイルス感染症
b. 糖尿病
c. 免疫抑制剤の内服
d. 臓器移植

1. aとb　　　2. bとc　　　3. cとd
4. aとd　　　5. すべて

[　　　　　]

7-22 中和抗体の説明として誤っているものを選びなさい

1. ウイルスと結合し、細胞への感染を防ぐ抗体
2. 細菌の産生する毒素と結合し、活性を失わせる抗体
3. 自己の組織と結合する抗体
4. ウイルス感染細胞表面のウイルス抗原に結合し、感染の広がりを防ぐ抗体

[　　　　　]

7-23 細胞性免疫の説明として誤っているものを選びなさい

1. 中和抗体により感染を防御する。
2. 腫瘍免疫を担う。
3. 臓器移植における拒絶反応にかかわっている。
4. Ⅳ型アレルギーにかかわっている。

[　　　　　]

8 感染症

001 新興・再興感染症

次の文章の空欄に適切な語句を記入しなさい

人類は公衆衛生の向上、化学療法薬やワクチン開発の進歩などによって感染症を克服してきたかに思われた。1977年に① _____ は根絶され、ポリオウイルスによる② _____ の患者数も激減し、流行地も狭まってきている。先進国では衛生環境の改善により、ペスト、コレラ、赤痢なども減少している。

しかし、新規の病原体による感染症〔③ _____ 感染症〕が次々と発見されている。1976年には、アフリカのスーダンと④ _____ 民主共和国で致死率の高い出血熱が発生し、その原因が新規ウイルスであることが明らかにされ、⑤ _____ ウイルスと命名された。1983年にはエイズの原因である⑥ _____ ウイルス（HIV）が、2003年に中国などで流行した原因不明の致死率の高い呼吸器疾患〔重症急性呼吸器症候群（SARS）〕の病原体として⑦ _____ ウイルス１型が分離・同定された。

2019年暮れ、中国・武漢市で致命率が高く、呼吸不全等の症状を呈する新型コロナウイルス感染症（COVID-19）が流行しはじめ、2020年に入ると中国・武漢市から日本を含めた世界各国・各地域に流行が広まった。病原体は2002年から2003年にかけて、主に中国で流行した重症急性呼吸器症候群（SARS）の原因ウイルスであるSARSコロナウイルス１型と性質が類似していることから⑧ _____ と命名された。

一方、⑨ _____ ウイルスは、1937年にアフリカで初めて分離されたウイルスで、アフリカ、中近東、ヨーロッパで熱性疾患の原因ウイルスとして知られていた。1999年にニューヨークでアメリカ大陸で初めての⑨ウイルスによる脳炎患者の発生が確認され、以後、北米において⑨ウイルスによる感染症の流行が続いている。このように、既知の病原体による感染症が、それまでに流行していない地域で流行しはじめたり、再び流行が拡大しはじめた場合、それを⑩ _____ 感染症という。

002 日和見感染症

日和見感染症に関する記述として正しいものをすべて選びなさい

a. 先進国では衛生状態や栄養状態が向上しているので日和見感染症は減少傾向にある。

b. 医原性の要因による日和見感染症は増加している。

c. 健康なヒトでは病気になることのない病原体でも易感染性宿主では重症感染を起こすことがある。

d. 日和見感染症の原因となる病原体はウイルス、細菌、真菌と多岐にわたる。

e. 年齢は日和見感染症の要因にはならない。

f. メチシリン耐性黄色ブドウ球菌や多剤耐性緑膿菌は日和見感染の病原体ではない。

g. 病院内の医療従事者の手洗い・うがいなどの感染予防策により日和見感染を予防する
ことができる。

h. 易感染性宿主では潜伏感染しているサイトメガロウイルスや水痘・帯状疱疹ウイルス
が再活性化しやすい。

【解答】_____

003 院内感染

次の文章の空欄に適切な語句を記入しなさい。また ［　］に選択肢がある場合はそのなかか
ら選びなさい

病院内での病原微生物による感染を①_____感染、病院外の通常の生活で感染す
ることを②_____感染という。

病院内には③_____者が多く、病原性の弱いいわゆる日和見病原体や常在菌によ
る感染が比較的容易に広がる。メチシリン耐性黄色ブドウ球菌を含む
④_____、緑膿菌、セラチア、カンジダなどが院内感染の原因となることが
多い。多くは⑤［　接触感染　飛沫感染　］経路により感染が広がり、患者間、医療従事
者、リネン類などとの⑥_____を介して感染が広がる。

その対策として、手洗い・手指の消毒などによる⑦［　標準感染　空気感染　］予防策が
重要である。現在ではメチシリン耐性黄色ブドウ球菌は市中にも広がっている。新規機序に
よる薬剤耐性菌の出現も、現在の感染症治療における大きな問題となっている。

細菌性感染症治療のために⑧_____薬などを使用すると⑨_____菌は淘汰されるが、
⑩_____菌が混在していると、それが選択的に増殖する。そのため⑧薬を不必要に多用す
ると病院内には多くの薬剤耐性菌が存在することになり、院内感染発生のリスクを高めてし
まう。

細菌性感染症の治療に⑧薬の使用は不可欠であるが、ウイルス性感染症に対しては無効で
あり、かつ、不要である。今後、薬剤耐性菌の蔓延を防止するためには、⑧薬の不要な使用
を避ける努力が必要である。

004 感染症法

「感染症の予防及び感染症の患者に対する医療に関する法律（感染症法）」に関する文章のなかから正しい記述をすべて選びなさい

a. 痘瘡(天然痘)は地球上から根絶されているので、感染症法の対象疾患に含まれていない。

b. 感染症法では、１類から５類感染症がそれぞれの基準により指定されている。

c. 結核は感染症法の対象疾患に含まれることになり結核予防法は廃止された。

d. エボラ出血熱（エボラウイルス病）やマールブルグ病は１類感染症に分類される。

e. ポリオは５類感染症に分類される。

f. 感染症法の対象疾患を診断した医師は、ただちに最寄りの保健所に報告しなければならない。

g. 後天性免疫不全症候群はエイズ予防法の対象疾患で、感染症法の対象疾患ではない。

h. １類感染症に分類される感染症はすべてウイルス感染症である。

i. 感染症法の対象疾患には食中毒の原因となる病原体は含まれていない。

j. 感染症法の対象疾患には日本にない感染症は含まれない。

【解答】

005 学校保健法

学校保健法に定められている感染性疾患の児童・生徒の出席停止期間について適切な語句を記入しなさい

疾患	出席停止期間
インフルエンザ	解熱後① _____ 日を経過するまで
百日咳	特有の② _____ が消失するまで
麻疹	解熱後③ _____ 日を経過するまで
流行性耳下腺炎	④ _____ が消失するまで
風疹	⑤ _____ が消失するまで
水痘	すべての発疹が⑥ _____ するまで
咽頭結膜熱	主要症状消退後⑦ _____ 日を経過するまで

006 感染管理

針刺し事故により医療従事者が感染する危険性のある感染性疾患を３つあげなさい

【解答】

_____

_____

007 感染予防

感染予防や院内感染の拡大を予防するための考え方として<u>適切でない</u>文章を選びなさい

a. B型肝炎患者は隔離される必要がある。

b. 医療従事者は患者や体液などに触れない限り手洗いは不要である。

c. 水痘は接触感染経路で感染が広がるので標準感染予防策で十分である。

d. 医療従事者はB型肝炎ワクチンや麻疹ワクチンなどのワクチンを受けておくことが望ましい。

e. 結核は空気感染経路でも感染が拡大する。

f. 健康なヒトには多剤耐性黄色ブドウ球菌保菌者はいない。

g. 血液には必ずしも感染性の病原体が含まれているわけではないので、その扱いに気をつける必要はない。

h. HIV感染者は隔離される必要がある。

i. 感染源の特定が重要であるが、必ずしも容易ではない。

j. 多くの病棟には、多剤耐性菌(黄色ブドウ球菌や緑膿菌)が定着していると考えられる。

【解答】_____

008 免疫とワクチン

次の文章の空欄に適切な語句を記入しなさい

　ある感染症に一度罹ると、その病原体に再び感染しても発症しないか、発症したとしても軽症ですむことを①_____という。感染によって①を獲得することを②_____という。

　感染と同じような状況を人為的にかつ安全に誘導するためのものが③_____である。③は病原性が除去または減弱された病原体や病原体の構成成分（抗原）である。ヒトが③を接種されると、その病原体や抗原に対して免疫反応が誘導され免疫学的記憶を獲得する。そのような状態になると、同じ抗原をもつ病原体による感染症の発症を予防したり、軽症化する。

　③は病原体を加熱・ホルマリンなどによって殺菌・不活化された④_____ワクチン、種々の方法で作成された病原性の弱まった病原体である⑤_____ワクチン、毒性が除去された病原体の感染防御抗原（免疫を成立させる成分）である⑥_____ワクチン、そして、抗原性を損なわないように無毒化された細菌の外毒素である⑦_____ワクチンに大別される。

009 ワクチンの種類

各疾患とそのワクチンの種類を表に分類しなさい（各項目における適切なところに○を入れる）

疾患 ＼ ワクチン	コンポーネントワクチン	トキソイドワクチン	弱毒生ワクチン	死菌・不活化ワクチン	メッセンジャーRNAワクチン	なし
麻疹						
風疹						
ムンプス						
ジフテリア						
日本脳炎						
破傷風						
百日咳						
A型肝炎						
B型肝炎						
水痘						
帯状疱疹	○					
狂犬病						
黄熱						
肺炎球菌感染症						
C型肝炎						
伝染性紅斑						
ポリオ			○*			
子宮頸がんワクチン（ヒトパピローマウイルスワクチン）						
新型コロナウイルス感染症（COVID-19）				○		

＊日本を含む多くの国々では、用いられることはなくなっている。

010 B型肝炎ウイルスの母子感染予防

B型肝炎ウイルスキャリアから新生児へのB型肝炎ウイルス母子感染の予防策を選びなさい

a. 母体への抗HBsヒト免疫グロブリン製剤の投与

b. 新生児への抗HBsヒト免疫グロブリン製剤の投与とHBワクチンの接種

c. 授乳の中止

d. 新生児への抗HBウイルス薬の投与

【解答】_____

011 感染症の診断

次の表中の感染症の診断に病原体分離（検出）用として最も適切な検体を選択群から選びなさい

> 選択群：鼻腔洗浄液、関節液、血液、カテーテルを用いて採取された尿、排尿より採取した尿、尿道分泌液、腟分泌液、咽頭スワブ、便（下痢便）、喀痰、中耳腔穿刺液、脳脊髄液

感染症	病原体分離（検出）用
髄膜炎	①
猩紅熱(A群レンサ球菌感染症)	②
消化器感染症（下痢症）	③
淋病	④ 、⑤
結核（肺結核）	⑥
感染性関節炎	⑦
マラリア	⑧
中耳炎	⑨
膀胱炎	⑩
インフルエンザ	⑪

012 感染症の診断

次の検体から細菌が分離・同定された場合にとくに診断的価値の高いものを4つ選びなさい

a. 尿

b. 咽頭スワブ

c. 脳脊髄液

d. 血液

e. 関節液

f. 唾液

g. 胸水

【解答】_____

013 ウイルス感染症の診断

次の文章の空欄に適切な語句を語句群から選び記入しなさい

> 語句群：抗体、IgA抗体、IgG抗体、IgM抗体、IgE抗体、原因ウイルスの検出、血清学的診断法、
> 補体結合法、間接蛍光抗体法、赤血球凝集抑制反応、酵素抗体法、PCR法、中和抗体法、
> インフルエンザウイルス、ヒトコロナウイルス、麻疹ウイルス、水痘・帯状疱疹ウイルス

一般的にヒトは、あるウイルスに感染すると、そのウイルスに対する①_____が産生され血中に出現する。感染初期には感染ウイルスに対する②_____が出現し、通常2～3か月で消失する。②についで、そのウイルスに対する③_____が出現する。一般的に③は終生検出される。

③は、感染初期には検出されず、回復期（通常発症4週間後）には確実に検出されるようになる。つまり、あるウイルスに対する②が検出されたり、感染初期と比べて回復期における③の上昇が確認されれば、そのウイルスによる感染症と診断される。

抗体の検出をもとにウイルス感染症を診断する方法を④_____とよぶ。抗体の検出方法には、補体結合法、間接蛍光抗体法、赤血球凝集抑制反応、酵素抗体法、中和抗体法などいくつかの方法がある。なかでも、⑤_____は、赤血球凝集素（表面の赤血球に触れると凝集を起こす性質）をもつウイルスによる感染症の診断に有用で、代表的なウイルスとして、⑥_____や⑦_____があげられる。

一方、ウイルス感染症の診断法として、原因ウイルスを検出する方法がある。感受性のある細胞を用いたウイルス分離法、酵素免疫法によるウイルス抗原検出法、ウイルス遺伝子を増幅してウイルスの存在を確認する⑧_____などがあげられる。⑨_____による診断は、④に比べて、比較的早く成績を得ることができる。

014 滅菌法

次の滅菌法に関する文章に該当する語句を選択群から選び記入しなさい

> **選択群**：放射線照射滅菌法、紫外線照射滅菌法、乾熱滅菌法、高圧蒸気滅菌法、火炎滅菌法、ガス滅菌法

❶殺菌作用の強いガス状の化学薬品（エチレンオキサイドなど）を用いたプラスチック製品やゴム製品（手袋、内視鏡、麻酔器材など）の滅菌

① _____

❷高圧蒸気滅菌器（オートクレーブ）を用いて通常は2気圧の飽和蒸気（121℃）中に15〜20分間さらして滅菌

② _____

❸対象物の焼却による滅菌

③ _____

❹対象物に短波長紫外線（240〜280nm）を照射する方法

④ _____

❺対象物を乾燥させて乾熱滅菌器を用いて、160℃で60分間、または180℃で30分間加熱して滅菌

⑤ _____

❻放射線（主にコバルト60から放射されるγ線が用いられる）を照射する方法によるプラスチック製品（注射器、培養器フラスコなど）の滅菌

⑥ _____

015 抗菌薬

次の文章の空欄に適切な語句を記入しなさい。また、[ ] に選択肢がある場合はそのなかから選びなさい

　化学物質の働きによって細菌性病原微生物の増殖を阻止・抑制して感染症を治癒させる治療法を化学療法、その化学物質を① ＿＿＿＿＿＿＿＿ という。①はヒトの細胞に傷害を与えることなく、また、副作用を惹起することなく病原微生物の増殖を② ＿＿＿＿＿＿ 的に抑制するものであることが必要である。

　このような化学物質（ヒトの細胞に対する毒性が低く、微生物の増殖を効率的に抑制する）は、③ ＿＿＿＿＿＿＿ 毒性が④ [**高い**　**低い**] といわれる。

　抗菌薬には細菌を死滅させる⑤ ＿＿＿＿＿＿＿ 作用をもつもの（ペニシリン、ストレプトマイシンなど）と増殖を抑制する⑥ ＿＿＿＿＿＿＿ 作用をもつもの（テトラサイクリンなど）がある。1種類の抗菌薬は通常、数種類の細菌の増殖を阻止する。それぞれの抗菌薬には、本来、有効性を示す細菌などの病原体の種類が決まっており、その病原体の種類の範囲を抗菌⑦ ＿＿＿＿＿＿＿＿＿ という。増殖を阻止する病原体の種類が多い抗菌薬を「抗菌⑦が広い」「広域⑦の薬剤」という。ただし、広域⑦の薬剤が優先的に感染症の治療薬として用いられるべきではなく、抗菌薬による副作用や耐性菌出現のリスクを減らすためにもできるだけ原因病原体の⑧ ＿＿＿＿＿＿＿ 試験の成績を参考にして有効で抗菌⑦の狭い抗菌薬を用いるべきである。

016 化学療法

感染症の化学療法に関する文章のなかで適切なものをすべて選びなさい

a. 抗菌スペクトルの広い抗菌薬を使用する。

b. 一般的に選択毒性の高い抗菌薬が高い治療効果と低い副作用を示す。

c. 化学療法開始前に細菌学的検査（原因菌の分離など）を行う。

d. 原因菌の抗菌薬に対する薬剤感受性試験は重要である。

e. 抗菌薬開発の進歩により感染症の撲滅は近い。

f. より高価な抗菌薬が安全である。

g. 発熱を伴う感染症患者には抗菌薬が有効である。

h. 抗菌薬の使用量が増えると耐性菌の割合が増える傾向がある。

i. 多剤耐性菌は院内感染の原因となることが多い。

j. 薬剤感受性試験には希釈法と拡散法があるが、検査室では一般的に拡散法が使用される。

【解答】＿＿＿＿＿＿＿＿＿＿＿＿＿＿＿＿

017 抗菌薬

選択群の抗菌薬を作用機序ごとに分類しなさい

作用機序	抗菌薬
細胞壁の合成を阻害する薬	①
タンパク合成を阻害する薬	②
核酸合成を阻害する薬	③
葉酸代謝を阻害する薬	④

選択群：a. サルファ剤（ST合剤など）
　　　　b. テトラサイクリン系抗菌薬
　　　　c. クロラムフェニコール
　　　　d. キノロン系抗菌薬
　　　　e. β-ラクタム系抗菌薬（ペニシリン系抗菌薬やセフェム系抗菌薬）
　　　　f. マクロライド系抗菌薬（エリスロマイシン、クラリスロマイシン）
　　　　g. リファンピシン
　　　　h. アミノ配糖体系抗菌薬（ストレプトマイシン、カナマイシンなど）
　　　　i. バンコマイシン

018 抗菌薬とその副作用

次の抗菌薬または抗菌薬の使用法の代表的な副作用を語句群からそれぞれ選びなさい

語句群：再生不良性貧血、菌交代症、聴神経障害と腎障害、巨赤芽球性貧血や骨髄抑制

抗菌薬	副作用
アミノ配糖体系抗菌薬	①
サルファ剤	②
クロラムフェニコール	③
抗菌薬長期投与	④

019 抗ウイルス薬

次の抗ウイルス薬の対象となるウイルスを下のウイルス群から選びなさい。ただし、答えは1つとはかぎらない

> ウイルス群：単純ヘルペスウイルス１型、単純ヘルペスウイルス２型、水痘・帯状疱疹ウイルス、
> サイトメガロウイルス、B型肝炎ウイルス、C型肝炎ウイルス、A型・B型インフル
> エンザウイルス、ヒト免疫不全ウイルス、SARSコロナウイルス２型

抗ウイルス薬	対象となるウイルス
アシクロビル	①
ガンシクロビル	②
リバビリン	③
ジドブシン	④
ラミブジン	⑤
オセルタミビル	⑥
モルヌピラビル	⑦

020 アシクロビル

アシクロビルの説明として正しい文章をすべて選びなさい

a. ヘルペスウイルス科のウイルスすべてに増殖抑制効果を示す。

b. エリオン（Elion, GB）博士により開発された。

c. 単純ヘルペスウイルスの発現するリン酸化酵素によりリン酸化され、細胞性リン酸化酵素ではリン酸化されない。

d. 細胞性リン酸化酵素によりリン酸化され、単純ヘルペスウイルスの発現するリン酸化酵素ではリン酸化されない。

e. グアノシン誘導体である。

f. 抗ウイルス係数（選択係数）が高く、副作用が出現しやすい。

g. 抗ウイルス係数が高く、副作用の頻度が低い。

h. 単純ヘルペスウイルス１型、２型、水痘・帯状疱疹ウイルスの増殖を抑制する。

【解答】

実践問題 ❽感染症

❽-01 最近発見された病原体とその感染症の組み合わせで誤っているものを選びなさい

1．高病原性A型鳥インフルエンザ—重症急性呼吸器症候群
2．エボラウイルス————ウイルス性出血熱
3．ハンタウイルス————腎症候性出血熱
4．ヒト免疫不全ウイルス—後天性免疫不全症候群

[　　　　　]

❽-02 西ナイルウイルス感染症に関する文章のなかで誤っているものを選びなさい

1．アフリカで初めて分離されたウイルスである。
2．1998年までは、新大陸（北米、中南米）ではその存在は確認されていなかった。
3．ヒトは感染蚊に刺されることにより感染する。
4．感染すると必ず発症する。

[　　　　　]

❽-03 弱毒生ワクチンでないものを選びなさい

1．BCGワクチン
2．水痘ワクチン
3．麻疹ワクチン
4．インフルエンザワクチン

[　　　　　]

❽-04 ワクチンに関する文章のなかから誤っているものを選びなさい

1．水痘ワクチンは弱毒生ワクチンである。
2．麻疹ワクチンを接種することにより麻疹の発症を完全に予防できる。
3．通常、不活化ワクチン接種は複数回行われる。
4．不活化ポリオワクチンは皮下注射により接種される。

[　　　　　]

❽-05 ワクチン接種により予防可能な肝炎の組み合わせを選びなさい

a．A型肝炎	b．B型肝炎
c．C型肝炎	d．E型肝炎

1．aとb　　　2．bとc　　　3．cとd
4．aとd　　　5．すべて

[　　　　　]

❽-06 日和見感染症の要因として適切な組み合わせを選びなさい

a．抗がん薬の投与
b．糖尿病などの慢性疾患
c．後天性免疫不全症候群
d．未熟児

1．a以外　　　2．b以外　　　3．c以外
4．d以外　　　5．すべて

[　　　　　]

❽-07 日和見感染症の起炎菌はそれか。2つ選べ（第103回、2014）

1．メチシリン耐性黄色ブドウ球菌〈MRSA〉
2．インフルエンザ菌
3．A群溶連菌
4．髄膜炎菌
5．緑膿菌

[　　　　　]

❽-08 細胞性免疫の低下で起こりやすいのはどれか（第96回、2007年）

1．細菌性赤痢
2．多発性硬化症
3．食道カンジダ症
4．急性糸球体腎炎

[　　　　　]

❽-09 新興・再興感染症と流行地の組み合わせとして誤っているものを選びなさい

1．重症急性呼吸器症候群————中国南部
2．西ナイル熱————アメリカ大陸
3．エボラ出血熱————アフリカ熱帯雨林地帯
4．ハンタウイルス肺症候群——オーストラリア

[　　　　　]

8

感染症●実践問題

93

8-10 メチシリン耐性黄色ブドウ球菌（MRSA）
　　 に関する記述のなかから誤っているものを
　　 選びなさい

1．MRSAは院内感染や日和見感染の重要な病原
　　 体である。
2．MRSAに感染したとしても発症せず保菌者と
　　 なることがある。
3．MRSAに有効な抗菌薬はない。
4．MRSA感染症は病院内だけでなく市中でも発
　　 生する。

　　　　　　　　　　　　　[　　　　　　]

8-11 「感染症の予防及び感染症の患者に対する
　　 医療に関する法律」に関する文章のなかか
　　 ら正しい記述を選びなさい

1．1類感染症に分類された感染症はすべてウイ
　　 ルス感染症である。
2．1から5類感染症に指定された疾患患者を診
　　 た医師は、最寄りの保健所にただちに届出し
　　 なければならない。
3．1から5類感染症と診断された患者は強制的
　　 に隔離される。
4．エイズ予防法と結核予防法は廃止され、この
　　 法律に統合されている。

　　　　　　　　　　　　　[　　　　　　]

8-12 「感染症の予防及び感染症の患者に対する
　　 医療に関する法律」において1類感染症に
　　 指定されている疾患を選びなさい

1．ジフテリア
2．腸チフス
3．コレラ
4．ペスト

　　　　　　　　　　　　　[　　　　　　]

8-13 輸血を介して感染する危険性のある病原体
　　 の組み合わせを選びなさい

| a．ヒト免疫不全ウイルス |
| b．B型肝炎ウイルス |
| c．C型肝炎ウイルス |
| d．サイトメガロウイルス |

1．a以外　　　　2．b以外　　　　3．c以外
4．d以外　　　　5．すべて

　　　　　　　　　　　　　[　　　　　　]

8-14 空調・給湯設備が感染源となることが多い
　　 院内感染の原因菌はどれか

1．緑膿菌
2．黄色ブドウ球菌（MRSAを含む）
3．レジオネラ
4．リステリア

　　　　　　　　　　　　　[　　　　　　]

8-15 空気感染経路で感染が拡大する病原体を選
　　 びなさい

1．結核菌
2．A型インフルエンザウイルスH1N1
3．単純ヘルペスウイルス2型
4．エボラウイルス

　　　　　　　　　　　　　[　　　　　　]

8-16 定期予防接種の対象になっていない疾患は
　　 どれか

1．インフルエンザ（高齢者や基礎疾患を有する
　　 者を除く）
2．ポリオ
3．麻疹
4．子宮頸がん

　　　　　　　　　　　　　[　　　　　　]

8-17 消毒薬で正しいのはどれか（第94回、2005年）
1. アルデヒド系は毒性が強い。
2. エタノールの殺菌作用は濃度100％が最も強い。
3. 塩素系はヨウ素系よりも殺菌作用が強い。
4. 逆性石けんは有機物の残存による影響を受けない。

[　　　　]

8-18 水痘の既往のある妊婦から生まれた新生児は水痘に罹りにくい。適切な免疫獲得機構を選びなさい
1. 特異的能動免疫
2. 非特異的能動免疫
3. 特異的受動免疫
4. 非特異的受動免疫

[　　　　]

8-19 手指の消毒に用いられない消毒薬を選びなさい
1. グルタルアルデヒド
2. 次亜塩素酸ナトリウム
3. 消毒用エタノール
4. 逆性石けん

[　　　　]

8-20 通常手術野の消毒に用いられる消毒薬を選びなさい
1. ポビドンヨード
2. 消毒用エタノール
3. 次亜塩素酸ナトリウム
4. 逆性石けん

[　　　　]

8-21 消毒薬に最も抵抗性が強いのはどれか（第99回、2010年）
1. 細菌芽胞
2. 栄養型細菌
3. DNAウイルス
4. RNAウイルス

[　　　　]

8-22 芽胞を形成する菌に有効でない滅菌・消毒法を選びなさい
1. エチレンオキサイドガス法
2. 高圧蒸気滅菌法
3. 乾熱滅菌法
4. 煮沸法

[　　　　]

8-23 B型肝炎ウイルス抗原陽性者が使用した物と消毒薬との組み合せで正しいのはどれか（第93回、2004年）
1. 血液の付着したベッド柵――次亜塩素酸ナトリウム
2. 創部処置に用いた鑷子―――グルタラール
3. 腋窩温測定後の体温計―――ポビドンヨード
4. 排泄後の金属製の便器―――クレゾール石けん液

[　　　　]

8-24 ヒト免疫グロブリン製剤による感染予防・治療法が確立されていない感染症を選びなさい
1. B型肝炎ウイルスの母子感染予防
2. ヒト免疫不全ウイルス感染症
3. 破傷風
4. 狂犬病

[　　　　]

8-25 予防接種法により規定されていない予防接種を選びなさい
1. 麻疹
2. 風疹
3. 流行性耳下腺炎
4. ポリオ

[　　　　]

8-26 予防（ワクチン）接種で正しいのはどれか。2つ選びなさい
1. 小学1年生ではツベルクリン反応検査が行われる。
2. インフルエンザに使用されるのは生ワクチンだけである。
3. 麻疹および風疹の予防接種には混合ワクチン（MRワクチン）が用いられる。
4. 不活性ポリオ（急性灰白髄炎）ワクチンの予防接種は皮下接種で行われる。

[   ]

8-27 次のワクチンは日本で採用されているワクチンである。不活性ワクチンを選びなさい
1. 日本脳炎ワクチン
2. 水痘ワクチン
3. 風疹ワクチン
4. 麻疹ワクチン

[   ]

8-28 麻疹の予防接種で正しいのはどれか（第97回、2008年）
1. 3歳から接種できる。
2. 不活性化ワクチンである。
3. 法律による定期予防接種である。
4. 一度接種すると一生罹患しない。

[   ]

8-29 通常無菌状態にあり、細菌が分離されたときの診断的価値がとくに高い検体はどれか
1. 咽頭ぬぐい液
2. 喀痰
3. 脳脊髄液
4. 尿

[   ]

8-30 抗酸性染色法で赤色に染まる菌を選びなさい
1. 結核菌
2. 黄色ブドウ球菌
3. 大腸菌
4. 髄膜炎菌

[   ]

8-31 感染症の診断法に関する正しい記述を選びなさい
1. 抗菌薬投与前に細菌検査用の検体を採取する。
2. 血清学的診断は迅速診断法として有用である。
3. 薬剤感受性試験は日常の診療においては不要である。
4. マラリアの診断には末梢血塗抹標本のグラム染色が有用である。

[   ]

8-32 抗菌薬と作用機序として誤っている組み合わせを選びなさい
1. キノロン系抗菌薬――――核酸合成阻害
2. マクロライド系抗菌薬――タンパク合成阻害
3. アミノ配糖体系抗菌薬――葉酸代謝阻害
4. セフェム系抗菌薬――――細胞壁合成阻害

[   ]

8-33 アシクロビルが有効でないウイルス感染症を選びなさい
1. 性器ヘルペス
2. 水痘
3. 帯状疱疹
4. 伝染性単核症

[   ]

8-34 抗菌薬と副作用の組み合わせとして誤っているものを選びなさい
1. クロラムフェニコール――再生不良性貧血
2. ゲンタマイシン――聴力障害
3. ペニシリン―――アナフィラキシーショック
4. ST合剤―――――腎障害

[   ]

8-35 真菌症に用いられる薬剤を選びなさい
1. ペニシリン
2. アシクロビル
3. アムホテリシンB
4. メトロニダゾール

[   ]

8-36 診断に赤血球凝集抑制反応が<u>用いられない</u>ウイルス感染症を選びなさい

1. ポリオ（ポリオウイルスによる急性弛緩性麻痺）
2. 麻疹
3. インフルエンザ
4. 風疹

[　　　　　]

8-37 ある人の血液中に麻疹ウイルスに対するIgG抗体が検出された。その示す意義を選びなさい

1. 二度と麻疹ウイルスに感染することはない。
2. 過去に麻疹に罹患しているか麻疹ワクチンを受けている。
3. 麻疹ワクチン接種が必要である。
4. 最近、麻疹ウイルスに感染している。

[　　　　　]

8-38 感染予防のために、献血された血液のスクリーニング検査の対象となる疾患はどれか（第100回、2011年）

1. 麻疹
2. 結核
3. C型肝炎
4. 伝染性単核症
5. クラミジア感染症

[　　　　　]

8-39 次の抗ウイルス薬と対象疾患の<u>誤っている</u>組み合わせを選びなさい

1. アシクロビル―――帯状疱疹
2. ガンシクロビル――サイトメガロウイルス感染症
3. オセルタミビル――インフルエンザ
4. リバビリン―――――性器ヘルペス

[　　　　　]

8-40 海外出張から帰国した会社員がこの1週間に39℃の発熱と解熱を繰り返すため受診した。考えられるのはどれか（第94回、2005年）

1. マラリア
2. コレラ
3. 赤痢
4. 破傷風

[　　　　　]

8-41 髄膜炎が疑われる小児が入院した。適切な治療方針を選びなさい

1. 治療を最優先するため脳脊髄液の採取を抗菌薬投与後に行った。
2. 診断のためには脳脊髄液の細菌培養を行えば十分である。
3. 感受性試験の成績を含むすべての細菌検査の成績が出てから適切な抗菌薬の投与を開始した。
4. 細菌学的検査のための検体を採取してから、ただちに広域スペクトルを有する抗菌薬を投与した。

[　　　　　]

8-42 次の疾患のなかから現在では日本に存在せず、輸入される危険性のある感染症の正しい組み合わせを選びなさい

a. マラリア	b. 狂犬病
c. コレラ	d. デング熱

1. a以外すべて
2. b以外すべて
3. c以外すべて
4. d以外すべて
5. すべて

[　　　　　]

8-43 成人の敗血症について正しいのはどれか（第110回、2021）

1. 徐脈となる。
2. 高血圧となる。
3. 血管透過性が低下する。
4. 全身炎症性反応を認める。

[　　　　　]

8-44 次の図に示す抗ウイルス薬（アシクロビル）の特徴として正しい記述の組み合せを選びなさい

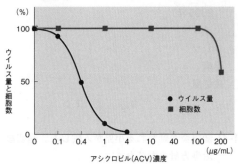

a. 50％ effective concentration（ウイルスの増殖を50％に抑制する濃度）は0.4μg/mLである。

b. 50％ cytotoxic concentration（細胞の増殖を50％に抑制する濃度）は200μg/mLである。

c. 選択係数は、500である。

d. アシクロビル濃度40μg/mLでも細胞毒性は認められない。

1. a以外すべて　　　2. b以外すべて
3. c以外すべて　　　4. d以外すべて
5. すべて

[　　　　　　]

9 主な病原細菌と細菌感染症

001 黄色ブドウ球菌

次の文章の空欄に適切な語句を記入しなさい。また、[　]に選択肢のある場合はそのなかから選びなさい

　黄色ブドウ球菌は、グラム染色で①［　**陽性　陰性**　］を呈する②［　**球状　桿状**　］の細菌である。健常者でも黄色ブドウ球菌に感染していることが多く（保菌状態）、一般には疾患を起こすことは少ない。黄色ブドウ球菌による感染症には、小児に多く皮膚に化膿性膿疱が出現する③＿＿＿＿＿＿＿＿＿＿＿＿＿＿＿、黄色ブドウ球菌の産生する④＿＿＿＿＿＿＿＿＿による食中毒、⑤＿＿＿＿＿＿＿＿＿＿＿＿＿による表皮剝脱性皮膚炎や黄色ブドウ球菌性熱傷様皮膚症候群、毒素性ショック症候群毒素１による⑥＿＿＿＿＿＿＿＿＿＿＿＿＿＿＿などがある。近年、メチシリンをはじめとしてβ-ラクタム系抗菌薬など多くの抗菌薬に耐性を示す⑦＿＿＿＿＿＿＿＿＿＿＿＿＿＿＿＿＿＿＿が出現し、院内感染の最も頻度の高い原因菌となっている。

002 化膿性レンサ球菌感染症

次の文章の空欄に適切な語句を語句群から選択して記入しなさい。また、[　]に選択肢が示されている場合はそのなかから選びなさい

> **語句群**：溶血毒、急性糸球体腎炎、ストレプトキナーゼ、溶血性尿毒症症候群、ヒアルロニダーゼ、発熱、α、β、A、B、リウマチ熱、猩紅熱

　化膿性レンサ球菌はグラム①［　**陽性　陰性**　］の②［　**球菌　桿菌**　］で、ヒトでは鼻咽頭（上気道）、口腔、腸管などに常在する。化膿性レンサ球菌を血液寒天培地で培養すると、同菌が合成する溶血毒により集落周囲の赤血球が破壊（溶血）されて、透明、または緑色の環（溶血環）が出現する。不完全な溶血で緑色の環ができるものを③＿＿＿＿＿溶血、完全な溶血で透明の環ができるものを④＿＿＿＿＿溶血といい、溶血性レンサ球菌は④溶血を起こす。細胞壁多糖体の抗原性によってA～V群（I、Jはない）に分類されるが、化膿性レンサ球菌は⑤＿＿＿＿＿群レンサ球菌に分類される。

　化膿性レンサ球菌は、ヒトに感染すると、ストレプトリジンOとストレプトリジンSなどの⑥＿＿＿＿＿＿＿＿を産生する。また、⑦＿＿＿＿＿＿＿毒素や発赤毒を産生する。DNA分解酵素、フィブリンを溶解する⑧＿＿＿＿＿＿＿＿＿、結合組織を破壊する⑨＿＿＿＿＿＿＿＿＿などの菌体外酵素を産生する。これらの毒素は細菌の増殖にとって

好都合の物質である一方、ヒトにさまざまな病態をもたらす。咽頭や喉頭に感染して咽喉頭炎を引き起こす。合併症として、全身の皮膚に紅斑が生じる⑩＿＿＿＿＿＿＿＿＿、感染によって産生された抗体が心筋や心内膜などと反応し、心筋、心内膜に障害を起こす⑪＿＿＿＿＿＿＿＿＿、腎不全を伴う⑫＿＿＿＿＿＿＿＿＿＿＿＿＿＿＿などがあり、注意が必要。

003 化膿性レンサ球菌

化膿性レンサ球菌およびその感染症に関する文章のなかから正しい記述を選びなさい

- a. 血液寒天培地でα溶血を示す。
- b. グラム染色で陰性を呈する。
- c. 感染していても必ずしも発症するわけではない。
- d. 合併症としてリウマチ熱を起こすことがある。
- e. 合併症として急性糸球体腎炎を起こすことがある。
- f. 猩紅熱の原因菌である。
- g. 小児の扁桃炎の原因として重要である。
- h. 学校保健法により化膿性レンサ球菌感染患者は登校が制限される。

【解答】＿＿＿＿＿＿＿＿＿＿＿＿＿

004 B群レンサ球菌

B群レンサ球菌感染症の起こりやすい年齢層はどれか。最も適切なものをひとつ選びなさい

- a. 15～20歳
- b. 10～15歳
- c. 5～10歳
- d. 1～5歳
- e. 新生児（生後4週以内）

【解答】＿＿＿＿＿＿＿＿＿＿＿＿＿

005 細菌と疾患

次の病原体と関連のある語句を線でつなぎなさい

病原体	疾患
［例］ジフテリア菌・―――――→・犬吠様咳嗽	
緑膿菌・	・急性呼吸器窮迫症候群
黄色ブドウ球菌・	・毒素型食中毒
野兎病菌・	・人獣共通感染症
レジオネラ・ニューモフィラ・	・日和見感染症
髄膜炎菌・	・ウォーターハウス-
	フリーデリクセン症候群

006 百日咳

次の文章の空欄に適切な語句を語句群から選択して記入しなさい。また、［　］に選択肢が示されている場合にはそのなかから選びなさい

語句群：百日咳、破傷風、ボツリヌス、マクロライド、アミノグリコシド、カタル、痙咳^{けいがい}、
線毛、分泌物、上皮、セフェム、不活化ポリオ、B型肝炎ワクチン

百日咳菌は、小型（0.2〜0.5×1.0μm）のグラム① ［　陽性　陰性　］の
② ［　球菌　桿菌　］である。③＿＿＿＿＿＿＿の原因菌で、伝染性が非常に強い。

同菌が含まれる飛沫によって経気道的に侵入すると、気管上皮に付着して増殖する。
④＿＿＿＿＿＿毒素、アデニルシクラーゼ毒素、気管細胞毒素など種々の毒素を産生して気管支、細気管支などの気道に炎症を起こし、気道粘膜の⑤＿＿＿＿＿＿細胞に傷害を与え、壊死させて⑥＿＿＿＿＿＿運動を抑制する。そのため、気道に⑦＿＿＿＿＿＿の貯留をきたすことがある。

潜伏期間は5〜14日で、発症すると、悪寒、発熱、全身倦怠感などのかぜ様症状を呈する
⑧＿＿＿＿＿＿期が1〜2週続く。その後、咳が強まり、発作性の咳を反復する
⑨＿＿＿＿＿＿期が1〜6週続く。通常、7〜8週で治癒する。しかし、乳幼児では膿性の分泌物が気管支に貯留し、気管支肺炎を起こし、重篤な状態に陥り、致死的なこともある。なお⑧期には排菌が認められ、感染が広がる。

百日咳ワクチン未接種の乳幼児、児童に⑧期の典型的な症状がみられる場合、難治性の激しい咳が続くような場合には百日咳が疑われる。治療は⑧期のできるだけ早期に
⑩＿＿＿＿＿＿系抗菌薬のエリスロマイシンなどを用いる。

予防には内毒素を用いた⑪ ［　不活化　トキソイド　コンポーネント　］ワクチンである百日咳ワクチンが有効である。日本では、予防接種法に基づいて、ジフテリアトキソイド、
⑫＿＿＿＿＿＿トキソイドが含まれる3種混合ワクチン（DPTワクチン）接種が行われてきた。最近では、DPTワクチンに⑬＿＿＿＿＿＿ワクチンが追加された、4種

混合ワクチン（DPT-IPV）の接種に切り替わっている。

007 レジオネラ症

次の文章の空欄に適切な語句を語句群から選択して記入しなさい。また、［　］に選択肢が示されている場合にはそのなかから選びなさい

> 語句群：1、2、3、4、細胞内寄生、循環濾過式、急性呼吸窮迫症候群、エアロゾル、
> ポンティアック熱、呼吸、水利、在郷軍人病

　レジオネラ・ニューモフィラ（レジオネラ菌）は、グラム①［　陽性　陰性　］の
②［　球菌　桿菌　］であり、土壌、水などの自然界に広く分布する。ヒトへの感染源になるのはクーリングタワー（冷却塔）、③＿＿＿＿＿＿＿＿＿＿浴槽、噴水などの
④＿＿＿＿＿＿＿＿設備において増殖した同菌である。

　レジオネラ菌は、原虫や藻類などのなかで増殖する。アメーバなどの原虫に食されても消化されず、増殖して宿主を殺してしまう。④設備などで増殖したレジオネラ菌は
⑤＿＿＿＿＿＿（煙霧質）に付着し、その⑤に含まれる菌が経気道的にヒトの体内に入ると感染する。いわゆる⑥［　空気感染　接触感染　飛沫感染　］経路により感染が拡大する。そのため、集団発生することも多い。マクロファージなどの食細胞に取り込まれても、消化・殺菌を逃れて増殖する。⑦＿＿＿＿＿＿＿＿＿＿菌の1つである。タンパク質分解酵素などの菌体外酵素を産生し、重篤な肺炎を起こす。

　同菌の吸入後、2～10日間の潜伏期間を経て、発熱、全身倦怠感、筋肉痛などのいわゆる「かぜ様症状」で発症し、しだいに咳、痰、胸痛などの呼吸器症状が現れて
⑧＿＿＿＿＿＿＿＿困難に陥ることがある。傾眠、意識障害などの精神症状を伴う場合は予後不良である。適切な治療が行われないと、⑨＿＿＿＿＿＿＿＿＿＿＿＿や多臓器不全を起こし、死に至ることがある。

　レジオネラ肺炎は最初に感染が発見された経緯から、別名⑩＿＿＿＿＿＿＿＿＿とよばれている。それは1976年アメリカ・フィラデルフィアのホテルで行われた在郷軍人会の大会において集団感染が発生したことに由来する。

　レジオネラ症は感染症法で⑪＿＿＿＿＿類感染症に指定されており、診断後、
⑫［　ただち　7日以内　］に最寄りの保健所に届け出なければならない。

　治療には、エリスロマイシン、リファンピシン、ニューキノロン系抗菌薬が有効である。レジオネラ菌の吸入後1～2日間の潜伏期間を経て、発熱、全身倦怠感、筋肉痛、頭痛などのかぜ様症状を呈し、対症療法のみで1週間以内に治癒する病態は、
⑬＿＿＿＿＿＿＿＿＿＿とよばれる。

008 淋病

次の文章の空欄に適切な語句を語句群から選択して記入しなさい。また、[　]に選択肢が示されている場合にはそのなかから選びなさい

語句群：ペニシリン、クロラムフェニコール、顕性、不顕性、排尿時痛、泌尿・生殖器、性、子宮頚管、尿道、化膿性結膜炎、膿漏眼、ナイセリア、トレポネーマ、不妊、クロストリジウム

　淋菌は、①＿＿＿＿＿＿属に分類され、グラム② [**陽性　陰性**] で、形態はソラマメ状の③ [**球菌　桿菌**] が２個ずつ配列する双球菌である。

　④＿＿＿＿＿感染症の１つである淋病の原因菌である。④行為を介して感染し、３～５日の潜伏期間を経て、男性は⑤＿＿＿＿炎、女性は⑥＿＿＿＿＿＿炎、⑤炎、腟炎を起こす。男性は⑤炎や膀胱炎に特異的な症状である⑦＿＿＿＿＿＿や排膿を伴い、⑧＿＿＿＿＿＿感染であることが多く、感染を自覚することが多い。

　一方、女性は症状が軽い場合や症状がないこともある。いわゆる⑨＿＿＿＿＿＿感染の状態になっていることもあり、淋菌感染を自覚しないこともある。

　治療をせずに放置すると、男性では膀胱、前立腺、精巣などの⑩＿＿＿＿＿＿＿に感染が広がる。女性でも子宮頚管、バルトリン腺、子宮内膜、卵管、卵巣などの⑩に感染が広がり、⑪＿＿＿＿＿＿の原因にもなることもある。産道経路で新生児が淋菌に感染し⑫＿＿＿＿＿＿〔淋菌による⑫は⑬＿＿＿＿＿＿ともよばれる〕を引き起こすことがある。そのため、新生児が生まれた直後には、淋菌による⑫を予防するために、適切な抗菌薬の⑭ [**点眼　静注投与**] を必ず行う。

　淋病の診断には、尿道分泌物を検体としてグラム染色することによって好中球のなかに存在する淋菌（グラム②双球菌）を確認することが有用である。ただし、確定診断には淋病が疑われる患者の検体（尿道、腟、子宮頚管分泌物）からの淋菌の培養検査が必要である。

　治療には、⑮＿＿＿＿＿＿系抗菌薬が第一選択薬である。ペニシリナーゼ産生菌に対しては合成ペニシリンが用いられる。

009 細菌感染症の母子感染予防

生まれたばかりの新生児には、通常、抗生物質の点眼を行う。予防するのは次のどの細菌による感染症か

a. 淋菌　　　　　　　　　　　　b. 梅毒トレポネーマ

c. B群レンサ球菌　　　　　　　d. 大腸菌

【解答】＿＿＿＿＿＿＿＿＿＿＿＿＿

010 大腸菌

次の文章の空欄に適切な語句を記入しなさい。また〔　〕に選択肢がある場合はそのなかから選びなさい

　大腸菌はヒトや動物の腸内に常在する代表的な菌で、グラム染色で①〔　**陽性　陰性**　〕を呈する②〔　**球菌　桿菌**　〕である。周毛性③＿＿＿＿＿＿＿を有し、活発に運動する。

　大腸菌には血清型があり、それを規定する抗原が細胞壁リポ多糖抗原である④＿＿＿＿抗原、鞭毛である⑤＿＿＿＿抗原、莢膜である⑥＿＿＿＿抗原である。

　大腸菌は、腸内細菌叢の代表的な菌であり、感染しても必ず病気になるわけではない。なかには病原性の強い大腸菌（病原性大腸菌）もあり、腸管病原性大腸菌、腸管組織侵入性大腸菌、腸管毒素原性大腸菌、⑦＿＿＿＿＿＿＿＿＿＿、腸管凝集付着性大腸菌の５つに分けられる。なかでも、⑦の血清型〔O抗原⑧＿＿＿＿＿型でH抗原⑨＿＿＿＿型〕の腸管出血性大腸菌による感染症は重篤なことが多く、ときにこの菌の産生する⑩＿＿＿＿＿〔⑪＿＿＿＿＿＿＿ともよばれる〕が原因で⑫＿＿＿＿＿＿＿＿＿＿を併発し、死亡することがある。

　食物に汚染された⑦による食中毒は毎年発生しており、食中毒の原因菌としても重要である。腸管以外には、泌尿器系感染症の原因となることが多く、⑬＿＿＿＿＿＿や腎盂尿道炎の原因となることが多い。また、新生児の髄膜炎の原因菌として、大腸菌は、⑭＿＿＿＿＿＿＿＿＿＿とともに重要である。

　感染症法で、腸管出血性大腸菌による感染症は⑮＿＿＿＿＿類感染症に指定されており、診断後、全例⑯〔　**ただち　7日以内**　〕に最寄りの保健所に届けなければならない。

011 赤痢菌

次の文章の空欄に適切な語句を記入しなさい

　赤痢菌は、A亜群の①＿＿＿＿＿＿＿＿＿＿、B亜群のフレクスナー赤痢菌、C亜群のボイド赤痢菌、D亜群のソンネ赤痢菌の４つの亜群に分類される。

　①は1898年に②＿＿＿＿＿＿＿により初めて分離された。この菌は経口的に腸管に到達すると、腸管粘膜上皮細胞に侵入・増殖し、腸管粘膜に傷害を与え、潰瘍をつくり、出血を起こす。また、①の一部は③＿＿＿＿＿＿＿〔④＿＿＿＿＿＿＿ともよばれる〕を産生し、それが粘膜上皮細胞を傷害する。

　感染後１〜５日の潜伏期間を経て発熱、下痢、しぶり腹、膿性粘血便を呈する。通常、脱水に気をつけて治療すると発症後１週間ほどで軽快する。

　現在では、約半数が⑤＿＿＿＿＿＿感染症であり、海外渡航歴の確認は診断に重要である。国内発生例も多い。細菌性赤痢は感染症法で⑥＿＿＿＿＿類感染症に指定されており、診断後、ただちに最寄りの保健所に届けなければならない。

012 ペスト

次の文章の空欄に適切な語句を語句群から選択して記入しなさい。また、[　]に選択肢が示されている場合にはそのなかから選びなさい

語句群：1、2、3、4、5、コッホ、北里柴三郎、志賀潔、ネズミ、蚊、ダニ、ノミ、腺、腸管、肺、アメリカ、ヨーロッパ、中国、インド、輸入、黒死病、敗血症

　ペスト菌は、エルシニア属に分類されるグラム①[　**陽性**　**陰性**　]の
②[　**球菌**　**桿菌**　]で、ペストの病原菌である。ペスト菌は1894年の香港での流行時、
③＿＿＿＿＿＿＿やエルサンによって発見された。元来、④＿＿＿＿＿＿、リス、ウサギ
などのげっ歯類が感染し保菌している。ヒトはペスト菌に感染した④を吸血した⑤＿＿＿＿＿
の媒介によって感染する。また、ヒトからヒトへ飛沫感染によって感染が広がることもある。

　ペストは局所のリンパ節腫脹、化膿・潰瘍が出現する⑥＿＿＿＿＿＿ペストと、患者の飛沫
や感染動物の糞尿などの吸入によって経気道経路で感染し、出血性肺炎を起こす
⑦＿＿＿＿＿ペストに分けられる。敗血症を起こして感染が全身に広がると、発熱、肝脾
腫、意識障害、けいれん、出血斑などを呈し、死に至る〔⑧＿＿＿＿＿＿ペスト〕。

　かつてペストは、ペストに罹ると皮膚に出血斑が生じ、全身が黒色になって死亡すること
から⑨＿＿＿＿＿＿とよばれた。無治療の場合、致死率はきわめて高い。

　ペストは、歴史的に人間社会に大きな影響を与えてきた。生活様式の改善、宿主動物であ
る④や媒介動物の⑤の駆除、有効な抗菌薬の開発などによって感染者、死亡者は著しく減少
している。現在、日本をはじめ多くの国々では、ペスト患者の発生がなくなっている。14世
紀には⑩＿＿＿＿＿＿でペストが大流行して多くの死亡者を出し、社会が大きく混乱し
た。最近では、1994年に⑪＿＿＿＿＿＿で流行があり、今でもペストが発生している地域
がある。日本でも国内でのペスト患者の発生はなくなったものの、⑫＿＿＿＿＿＿感染症
として警戒をしなければならない。ペストは細菌感染症のなかで唯一、感染症法で
⑬＿＿＿＿＿類感染症に指定されている。

013 細菌と疾患

表中の語句に関連のある病原体を語句群から選び、記入しなさい

語句群：チフス菌、レジオネラ・ニューモフィラ、ペスト菌、腸管出血性大腸菌、淋菌、
バルトネラ・ヘンセレ、髄膜炎菌、化膿性レンサ球菌、メチシリン耐性黄色ブドウ球
菌（MRSA）、ボツリヌス菌

語句	病原体
ウォーターハウス-フリーデリクセン症候群	①
膿漏眼	②
溶血性尿毒症症候群	③
ポンティアック熱	④
ネコひっかき病	⑤
毒素型食中毒	⑥
急性糸球体腎炎	⑦
バンコマイシン	⑧
黒死病	⑨
ウィダール反応	⑩

014 細菌性食中毒

次の文章の空欄に適切な語句を記入しなさい。また、[　]に選択肢が示されている場合に
はそのなかから選びなさい

　①＿＿＿＿＿＿＿菌は、急性胃腸炎を主とする食中毒を起こす代表的な菌で、ゲルトネル
菌やネズミチフス菌などがある。菌を保有する動物やその排泄物で汚染された食品（鶏卵、
ニワトリ、七面鳥、カモ、ブタ、ウシなどの肉、牛乳など）を摂取して感染する。アメリカ
ミドリガメなどのペットからの感染例も報告されている。

　①菌による食中毒は、日本でも毎年多く発生し、菌の増殖活動に都合のよい夏季には集団

発生も起こる。①菌に感染すると、8〜48時間の潜伏期を経て下痢、腹痛、悪心・嘔吐、発熱を呈する。

　一方、食品が②＿＿＿＿＿＿＿＿＿菌で汚染されると、食品中で菌が増殖し、エンテロトキシンとよばれる毒素が産生される。その毒素が含まれる食品を摂取すると、3〜6時間の比較的③［　短い　長い　］潜伏期を経て悪心・嘔吐、腹痛、下痢などの症状を呈する。

　①菌など感染性の原因菌に感染して食中毒症状が現れる食中毒を④＿＿＿＿＿＿＿食中毒とよび、ほかに腸炎ビブリオ、赤痢菌、コレラ菌、溶血性尿毒症症候群を起こすことのある⑤＿＿＿＿＿＿＿＿＿＿菌などによるものが含まれる。

　一方、病原細菌が産生する毒素を摂取することにより食中毒症状が出現する食中毒を⑥＿＿＿＿＿＿食中毒とよぶ。このタイプの食中毒には、黄色ブドウ球菌によるもののほかに、⑦＿＿＿＿＿＿菌やセレウス菌によるものがある。

　⑤菌と赤痢菌およびコレラ菌は、ヒトに感染してから増殖する過程で、それぞれ⑧＿＿＿＿＿毒素〔⑨＿＿＿＿＿毒素ともよばれる〕、⑩＿＿＿＿＿＿毒素を産生して病状を悪化させる。しかし、このような場合は④食中毒に分類され、あくまで体外で産生された毒素を摂取して消化器症状を発症する⑥食中毒には分類されない。

015 細菌性食中毒

次の食品による食中毒の原因として考えやすいのはどれか。語句群から選びなさい

語句群：腸管出血性大腸菌、黄色ブドウ球菌、腸炎ビブリオ菌、サルモネラ菌

原因菌	食品
①	おにぎり
②	新鮮な魚介類
③	生タマゴ
④	生牛肉

016 細菌性食中毒

食後、5時間以内に嘔吐、腹痛などの症状を伴う食中毒患者が多発した。最も疑われる原因菌はどれか。

a. 黄色ブドウ球菌　　　　　　　　　b. 腸炎ビブリオ菌

c. サルモネラ菌　　　　　　　　　　d. 大腸菌

e. ノロウイルス

【解答】＿＿＿＿＿＿＿＿＿＿＿＿＿＿＿＿＿＿＿

017 インフルエンザ菌感染症

次の文章の空欄に適切な語句を語句群から選び記入しなさい。また、[　]に選択肢が示されている場合にはそのなかから選びなさい

> 語句群：a、b、c、f、アンピシリン、ゲンタマイシン、腎盂腎炎、髄膜炎、肺炎球菌、
> 化膿性レンサ球菌

　インフルエンザ菌は、ヘモフィルス属に分類されるグラム① [**陽性　陰性**] の
② [**球菌　桿菌**] で、ヒトなどの哺乳類の上気道の常在菌である。咽頭などから分離されたからといって疾病を起こしているとはかぎらない。

　インフルエンザ菌の抗原性の違いから分類される③＿＿＿＿＿＿型インフルエンザ菌で病原性が強く、小児期の敗血症や中枢神経系に障害を起こすことのある④＿＿＿＿＿＿＿を引き起こす。また、気管支炎、肺炎などを起こす。③型インフルエンザ菌は小児期の④の原因菌として、⑤＿＿＿＿＿＿＿＿＿と並んで最も頻度が高い。

　③型インフルエンザ菌には、⑥＿＿＿＿＿＿＿＿＿やセフェム系抗菌薬が有効であるが、⑥やセフェム系抗菌薬に耐性の③型インフルエンザ菌が増加している。近年、③型インフルエンザ菌に対する有効なワクチンが開発され、欧米や日本などで接種されるようになった。その結果、③型インフルエンザ菌による④や敗血症が激減している。

018 コレラ

次の文章の空欄に適切な語句を語句群から選び記入しなさい

> 語句群：ベロ毒素、志賀毒素、コレラ毒素、鞭毛、線毛、O1抗原、非O1抗原、O1、非O1、
> アジア、エルトール、インド、インドネシア、1、2、3、国内、輸入

　コレラ菌は、コンマ状またはバナナ状の形態を呈し、一端に単毛の①＿＿＿＿＿＿＿を有する。①により活発な運動性を示す。抗原性（O抗原）の違いにより150種以上の血清型に分類される。従来、コレラの原因菌として知られていたのは②＿＿＿＿＿＿＿を有する菌

で、コレラ菌または③＿＿＿＿＿型コレラ菌とよばれる。一方、②をもたない菌は
④＿＿＿＿＿型コレラ菌またはナグ（NAG）ビブリオとよばれる。

　コレラ菌は、腸管内に多量の水分と電解質を漏出させる性質のある⑤＿＿＿＿＿＿＿を産
生し、その毒素によって激しい米のとぎ汁様下痢を引き起こす。この疾患が一般的にコレラ
とよばれる。大量の下痢によって失われる水分は1日10Lに及ぶこともある。重い脱水症に
よって循環障害・腎不全・ショックを起こし、死亡することがある。

　コレラ菌は生物学的性状の違いによって⑥＿＿＿＿＿型コレラ菌と⑦＿＿＿＿＿型
コレラ菌に分けられる。19世紀まで何度かコレラの大流行が発生している。それはインドか
ら世界各地に広がった⑥型コレラ菌によるものであった。しかし、20世紀半ばにインドネ
シアから世界各地に広がった⑦型コレラ菌による大流行が発生し、今日も続いている。かつて
コレラは日本でも流行していたが、現在は散発例の報告のみで、その多くが⑧＿＿＿＿＿
感染例である。感染症法で⑨＿＿＿＿＿類感染症に指定されている。

　治療には、脱水症に対する対症療法が重要で、水分、電解質の輸液・補液を行う。経静脈
輸液が困難な地域（発展途上国）では経口輸液（WHO推奨の経口補液もある）が用いられ
る。

019 グラム陽性桿菌
次の菌のなかからグラム陽性桿菌をすべて選びなさい

- a. 大腸菌
- b. 黄色ブドウ球菌
- c. インフルエンザ菌
- d. 炭疽菌
- e. 淋菌
- f. 破傷風菌

　　　　　　　　　　　　【解答】

020 炭疽
**次の文章の空欄に適切な語句を記入しなさい。また、[ ]に選択肢が示されている場合に
はそのなかから選びなさい**

　炭疽菌は、グラム染色で①[**陽性　陰性**]を示す好気性、または通性嫌気性の
②[**球菌　桿菌**]で、土壌、水などの自然環境中に広く分布している。1877年に
③＿＿＿＿＿により炭疽の病原菌として純培養された。ヒトは炭疽菌に感染している家畜
（ヒツジ、ヤギ、ウシ）など感染動物との接触によって感染する。いわゆる
④＿＿＿＿＿＿＿＿＿の1つである。

　この菌は鞭毛を有せず、運動性もない。⑤＿＿＿＿＿＿をもち、これが病原性の発現に
影響を与えている。死んだ動物の体内では⑥＿＿＿＿＿を形成し（生きた動物の体内で
は⑥を形成しない）、⑥に汚染された草や飼料を食べた動物が同菌に感染すると、発病して

死亡することがある。

　ヒトが炭疽菌に感染する経路により⑦＿＿＿＿＿＿＿、⑧＿＿＿＿＿＿、⑨＿＿＿＿＿＿＿の３つの病型のいずれかに分類される。⑦は⑩＿＿＿＿＿＿＿が皮膚の傷から侵入し、水疱、膿疱を形成し、膿疱が破れて潰瘍となる。リンパ節腫脹を起こし、敗血症に進展して死亡することがある。⑧は⑩の吸入により発熱、胸痛、咳などで発症し、次いで呼吸困難とチアノーゼを呈し、死に至ることがある。⑨は感染動物の肉を食べることにより感染した場合が多い。

021 破傷風

次の文章の空欄に適切な語句を記入しなさい。また、[　]に選択肢が示されている場合にはそのなかから選びなさい

　破傷風菌は、①＿＿＿＿＿＿＿＿＿＿属に分類されるグラム②[　**陽性　陰性**　]の③[　**球菌　桿菌**　]である。周毛性④＿＿＿＿＿＿＿を有し、運動性がある。⑤＿＿＿＿＿＿＿形成菌である。

　破傷風菌は土壌に広く生息しており、ヒトは同菌が含まれる土壌などにより皮膚が「感染」発症する。

　創傷部の組織の壊死や異物（土壌など）の汚染によって感染部位が⑥[　**好気　嫌気**　]状態になると、破傷風菌の⑤が発芽して増殖する。その過程で⑦＿＿＿＿＿＿＿毒素が産生される。この毒素は⑧＿＿＿＿＿＿＿＿＿とよばれる神経毒で、創傷部より血中に入り、血流によって神経末端に運ばれ、神経内に取り込まれて上行し、脳脊髄（中枢神経）に達して病原性を発揮する。

　通常、創傷発生４〜７日後に創傷付近に違和感、不快感が生じ、肩こり、舌のもつれ、顔のゆがみなどの症状が出現する。その１〜２日後に破傷風に特有の⑨＿＿＿＿＿＿＿とよばれる⑩＿＿＿＿障害が出現し、嚥下障害、発語障害、歩行・起立障害などがこれに続く。顔面筋がけいれんし、苦笑いに似た顔つきになる。発症数日後にけいれん発作を出現するようになり、⑪＿＿＿＿＿＿＿のけいれんによって呼吸ができなくなり、適切な治療がなされなければ死亡する。

　予防には、⑦トキソイドの接種が有効である。日本では、予防接種法によりジフテリアトキソイド（D）、⑫＿＿＿＿＿＿ワクチン（P）、⑦トキソイド（T）を混合したDPTワクチンの接種が小児期に行われている。感染後できるだけ早期に十分な抗毒素血清（破傷風免疫グロブリン）を投与することが重要である。

022 破傷風

次の破傷風菌に関する記述のなかから正しいものをすべて選びなさい

- a. グラム陽性菌である。
- b. 球菌である。
- c. 莢膜を有する。
- d. 周毛性鞭毛を有する。
- e. 神経毒を産生する。
- f. 食中毒の原因菌である。
- g. 土壌中などの環境には存在しない。
- h. 破傷風には抗菌薬投与で十分である。
- i. 有効なワクチンがある。
- j. 滅菌は煮沸で十分である。

【解答】

023 ボツリヌス

次の文章の空欄に適切な語句を語句群から選び記入しなさい。また、[　]に選択肢が示されている場合にはそのなかから選びなさい。

> 語句群：バシラス、クロストリジウム、線毛、鞭毛、抗毒素血清、外傷性ボツリヌス症、乳児ボツリヌス症、運動神経麻痺、ボツリヌス、エンテロトキシン、芽胞、ヨーグルト、飯寿司（いずし）、テタノスパミン、ボツリヌス中毒

ボツリヌス菌は、①＿＿＿＿＿＿＿＿＿＿＿属に分類されるグラム②［　**陽性　陰性**　］の③［　**球菌　桿菌**　］である。周毛性④＿＿＿＿＿＿＿＿があり、運動性を示す。土壌、河川、湖沼に広く分布している。

ボツリヌス菌は、⑤＿＿＿＿＿形成菌であり、増殖する過程で⑥＿＿＿＿＿＿＿＿毒素を産生する。ボツリヌス菌に汚染された食品が、缶詰、びん詰などで密閉され十分に殺菌処理がなされないと、ボツリヌス菌が⑦［　**好気　嫌気**　］的条件下にさらされ増殖し、菌体内で⑥毒素が産生される。菌の自己融解によって⑥毒素が放出される。⑥毒素に汚染された食品を摂取すると、⑥毒素が小腸で吸収され、血流に乗って全身をまわり、運動神経末端と自律神経末端に作用し、アセチルコリンの分泌が抑制されることによって

⑧＿＿＿＿＿＿＿＿＿＿＿＿＿＿症状が出現する。具体的には食品摂取後2〜40時間の潜伏期を経て、下痢、嘔吐などの胃腸症状、複視、瞳孔散大、眼瞼下垂（がんけんかすい）、嚥下困難などの症状を呈する。呼吸筋麻痺によって死亡する例もある（比較的致死率は高い）。この病態を

⑨＿＿＿＿＿＿＿＿＿＿＿＿とよぶ。欧米では自家製のハム、ソーセージ、缶詰、びん詰などが⑨の原因となることが多い。一方、日本では⑩＿＿＿＿＿＿＿＿が原因となることが多い。ボツリヌス菌の芽胞が含まれるハチミツなど（離乳食）を生後3週間〜8か月の乳児に与えると、腸管感染症を起こし、菌が増殖し、毒素が産生され便秘、筋力低下などを呈する。これを⑪＿＿＿＿＿＿＿＿＿＿＿＿＿＿＿とよぶ。また、破傷風と同様に創傷感染が原因でボツリヌス症を発症することがあり、⑫＿＿＿＿＿＿＿＿＿＿＿＿＿とよばれる。

治療はできるだけ十分な⑬＿＿＿＿＿＿＿＿＿（ボツリヌス免疫グロブリン）を早期に

投与することが必要である。

024 ヘリコバクター・ピロリ菌感染症

次の文章の空欄に適切な語句を語句群から選び記入しなさい。また、[　]に選択肢が示されている場合にはそのなかから選びなさい

> 語句群：ノーベル、マーシャル、再発、胃酸、抗菌、アンモニア、尿素、ウレアーゼ、胃粘膜

　ヘリコバクター・ピロリ菌は、ヘリコバクター属に分類されるグラム①[　陽性　陰性　]の②[　球菌　桿菌　]で、胃潰瘍・十二指腸潰瘍の原因菌である。

　オーストラリアの医師ウォーレンと③＿＿＿＿＿＿＿によって、慢性胃炎・胃潰瘍患者の④＿＿＿＿＿＿＿病変にヘリコバクター・ピロリ菌が存在することから、慢性胃炎・胃潰瘍の原因菌であることが証明された。この業績により、両医師は⑤＿＿＿＿＿＿＿医学生理学賞を受賞した。

　ヘリコバクター・ピロリ菌は一端に複数の鞭毛を有し、活発な運動性を示す。鞭毛はタンパク質の膜に包まれ胃酸による殺菌作用から守られている。微好気性で、芽胞は形成しない。

　ヘリコバクター・ピロリ菌は、強い⑥＿＿＿＿＿＿活性を有するのが特徴で、胃内で食物に含まれる⑦＿＿＿＿＿＿を分解して⑧＿＿＿＿＿＿を生成し、⑨＿＿＿＿＿＿を中和して胃内に定着する。急性胃炎および慢性胃炎を起こし、胃・十二指腸潰瘍の発生、⑩＿＿＿＿＿＿に関与する。ヘリコバクター・ピロリ菌感染は胃がん発生の重要な危険因子の1つにもあげられている。

　かつて胃・十二指腸潰瘍の治療には、⑨分泌を抑制するH2遮断薬が用いられていた。しかし、胃・十二指腸潰瘍による症状が改善しても⑩することが多く、外科的に切除する治療が行われることがまれではなかった。現在では⑪＿＿＿＿＿＿薬と⑨の分泌を抑制するプロトンポンプ阻害薬の併用が標準となり、治療効果が格段に向上した。

025 梅毒

次の文章の空欄に適切な語句を語句群から選び記入しなさい。また、[　]に選択肢が示されている場合にはそのなかから選びなさい

> 語句群：1、3、5、10、初期硬結(こうけつ)、硬性下疳(げかん)、扁平コンジローマ、梅毒性バラ疹(しん)、ゴム腫、性、淋病、性器ヘルペス、軟性下疳、らせん、丘疹性梅毒疹(きゅうしん)

　梅毒の原因菌のトレポネーマ・パリダムはグラム①[　陽性　陰性　]の②[　球菌　桿菌　]である。長さが5～20μmで、形態は③＿＿＿＿＿＿状である。鞭毛をもち、中央の軸糸（鞭毛線維）を中心に活発な回転運動性を示す。

梅毒は、グラム④［　**陽性　陰性**　］⑤［　**球菌　桿菌**　］の淋菌による

⑥＿＿＿＿＿＿＿＿＿とならんで、細菌性⑦＿＿＿＿＿＿＿感染症の重要な病原体である。性行為による⑧［　**飛沫　接触　媒介物**　］感染様式で感染が広がる。無治療の場合、梅毒は以下のように進行する。

1）第1期梅毒

性的接触の約⑨＿＿＿＿＿＿週間後、感染局所（陰茎、外陰部、腟、口唇など）に

⑩＿＿＿＿＿＿＿＿＿＿＿とよばれる硬結が出現する。この硬結は無痛性で暗赤色の丘疹となり、自然に消失するか、潰瘍を形成する⑪＿＿＿＿＿＿＿＿＿＿とよばれる病態を経て、3〜4週でひとまず治癒する。

2）第2期梅毒

感染後約⑫＿＿＿＿＿＿か月を経過すると、⑬＿＿＿＿＿＿＿＿＿＿＿とよばれる発疹が全身の皮膚や粘膜に、また、⑭＿＿＿＿＿＿＿＿＿＿とよばれる暗赤色の丘疹が全身に生じる。そのほか、⑮＿＿＿＿＿＿＿＿＿＿とよばれる陰部、口腔粘膜に生じる扁平丘疹、脱毛などの皮膚・粘膜病変もみられ、治癒と再発を繰り返す。

3）第3期梅毒

感染後約⑯＿＿＿＿＿＿年を経過すると、諸臓器（皮膚、骨、内臓）に⑰＿＿＿＿＿＿＿＿＿＿＿とよばれる腫瘤が形成され、大動脈炎、大動脈瘤などをきたす。

4）第4期梅毒

感染⑱＿＿＿＿＿＿年以後は中枢神経系が障害され、運動障害、知覚障害、記憶障害、認知症（痴呆）などをきたす。

現在でも、梅毒は流行しており注意が必要である。梅毒の特徴の1つに

⑲［　**水平　垂直**　］感染があげられる。妊婦がトレポネーマ・パリダムに感染すると、経

⑳［　**胎盤　産道　母乳**　］経路で胎児に感染が広がる。感染した児は、各臓器に種々の障害がみられる。その疾患は先天性梅毒と呼ばれる。

026 ジフテリア

次の文章の空欄に適切な語句を語句群から選び記入しなさい。また、［　］に選択肢が示されている場合にはそのなかから選びなさい

> 語句群：1、2、3、4、5、コッホ、北里柴三郎、志賀潔、ファージ、犬吠様^{けんばいよう}、偽膜、
> ジフテリア毒素、テタノスパミン、染色体、喉頭、ジフテリア後麻痺、
> ジフテリアトキソイド、抗毒素血清、抗菌薬、心、鼻咽頭

ジフテリアの原因菌であるジフテリア菌は、コリネバクテリウム属に分類されるグラム

①［　**陽性　陰性**　］の②［　**球菌　桿菌**　］であり、③＿＿＿＿＿＿＿＿＿＿を産生する。1891年に③に対する中和抗体を含んだ血清によるジフテリアの④＿＿＿＿＿＿＿＿

療法が⑤＿＿＿＿＿＿＿＿＿とベーリングにより開発された。

　ジフテリア菌の⑥＿＿＿＿＿＿＿DNAには毒素産生を誘導する遺伝情報がコードされていない。ジフテリア菌の産生する③は③の遺伝子がコードされる⑦＿＿＿＿＿＿＿遺伝子に由来する。患者、保菌者の飛沫を吸入することによって経気道的にジフテリア菌に感染すると、ジフテリア菌は気道粘膜で増殖し、③を産生する。その毒素により咽頭粘膜組織が壊死し、壊死部に炎症が生じ、フィブリン、白血球などが滲出して灰白色の⑧＿＿＿＿＿＿＿＿が咽頭、扁桃に形成される。この⑧が咽頭から鼻腔に広がると⑨＿＿＿＿＿＿＿ジフテリア、喉頭や気管に広がると⑩＿＿＿＿＿＿＿ジフテリアとよばれる病態になる。

　感染後、2〜7日の潜伏期を経て咽頭痛と発熱で発症する。発症初期には頭痛、全身倦怠感、嚥下痛などを呈し、ときに嘔吐を伴う。⑨ジフテリアになると鼻閉塞、鼻出血を、⑩ジフテリアになると嗄声（させい）や特徴的な⑪＿＿＿＿＿＿＿咳嗽（がいそう）、呼吸困難などをきたす。小児では⑧が気道を閉塞し、窒息死することがある。

　③は⑫＿＿＿＿＿＿臓、肝臓、腎臓、副腎、神経などに障害をきたす。局所病変が回復しても、⑬＿＿＿＿＿＿＿＿とよばれる軟口蓋、眼筋、下肢筋などの麻痺や⑫筋障害が続くことがある。

　⑭＿＿＿＿＿＿＿＿＿ワクチンが予防に有効である。ジフテリアは感染症法で⑮＿＿＿類感染症に指定されており、診断した医師は⑯［　ただち　　7日以内　］に最寄りの保健所に届出なければならない。

027 結核

次の文章の空欄に適切な語句を語句群から選び記入しなさい。また、［　］に選択肢が示されている場合はそのなかから選びなさい

> 語句群：弱毒生ワクチン、不活化ワクチン、コンポーネントワクチン、肺外（はいがい）結核、粟粒（ぞくりゅう）結核、
> 　　　　免疫能低下、糖尿病、HIV、B型肝炎ウイルス、BCGワクチン、DPTワクチン、
> 　　　　HBワクチン、胃、肺、乾酪（かんらく）壊死、結核

　結核菌は、細胞壁に多量脂肪酸を含むため、染色されにくく、いったん染色されると酸やアルコールで脱色されにくい性質を有する（抗酸菌）。グラム①［　陽性　陰性　］、偏性好気性の②［　球菌　桿菌　］である。③＿＿＿＿＿＿＿の病原菌である。発育が④［　遅い　速い　］ため、培養に⑤［　長　短　］時間を要する。環境に安定で、熱や消毒薬に抵抗性を示す。感染源は③患者で、その患者の排出する飛沫核を介して伝播し、いわゆる⑥［　空気感染　飛沫感染　接触感染　］を起こす。初感染の場合、経気道的に吸入された結核菌が⑦＿＿＿＿＿に達し、病変を形成する。病変には、特徴的な⑧＿＿＿＿＿＿＿＿を伴う肉芽形成がみられる。

　結核菌感染者の約85％は感染が成立しても発病せず、約15％が発病する（初感染結核）。

また、既感染者の10～20%が二次結核を発病する（既感染結核症）。その宿主側の発病要因として、高齢、免疫抑制剤や抗がん薬の使用、慢性疾患（悪性腫瘍、⑨＿＿＿＿＿＿＿＿＿、腎不全など）、⑩＿＿＿＿＿＿＿感染などによる⑪＿＿＿＿＿＿＿＿＿＿が関与しており、発病時期も感染後数か月から数10年と幅がある。肺全体にびまん性に結核病変が広がることもあり、⑫＿＿＿＿＿＿＿＿＿とよばれる。

肺の病巣からリンパ節、胸膜、泌尿・生殖器、骨・関節、髄膜・中枢神経系、腹膜・消化管などへ血行性、リンパ行性に移行し、⑬＿＿＿＿＿＿＿＿＿を発病することがある。

結核予防には⑭＿＿＿＿＿＿＿＿＿が応用されている。これはウシ型結核菌の培養を繰り返してつくられた⑮＿＿＿＿＿＿＿＿＿である。しかし、その効果は完全ではない。日本でも結核患者は戦後に減少したものの、いまだに患者が発生している。先進国のなかでは比較的多い。また、結核は、世界的には死亡原因となる主要な感染症の１つである。

028 トラコーマクラミジア

次の文章の空欄に適切な語句を記入しなさい。また、[　]に選択肢が示されている場合はそのなかから選びなさい

トラコーマクラミジアは、通常の細菌に比較してより①[　**大きな**　**小さな**　]微生物で、感染(寄生)した細胞のエネルギー代謝を利用して増殖する。眼や②＿＿＿＿＿＿＿＿の粘膜細胞に感染し、トラコーマクラミジアによる結膜炎、いわゆる③＿＿＿＿＿＿＿や尿道炎などの②感染症を引き起こす。

性器クラミジア（性器トラコーマクラミジア感染症）は、④＿＿＿＿＿＿＿の活発な年齢層に多くみられる性感染症の１つである。数十パーセントの女性が感染している。男性では排尿時痛などの尿道炎症状を伴うことが多く、感染を自覚しやすい。一方、女性では尿道炎のほか、子宮頚管炎、子宮内膜炎、⑤＿＿＿＿＿＿＿、骨盤腹膜炎を引き起こすこともある。一般的に女性では、症状に乏しく、感染に気がつかない場合がある。妊婦がトラコーマクラミジアに感染していると、⑥＿＿＿＿＿＿経路で新生児もトラコーマクラミジアに感染し、⑦＿＿＿＿＿＿や⑧＿＿＿＿＿＿を発症することがある。

有効な抗菌薬として、テトラサイクリン系、⑨＿＿＿＿＿＿＿＿系、ニューキノロン系抗菌薬が有効である。

⑨-01 次のなかからグラム陽性菌を選びなさい

1．大腸菌
2．化膿性レンサ球菌
3．淋菌
4．インフルエンザ菌

[　　　　　　]

⑨-02 黄色ブドウ球菌の産生する毒素を選びなさい

1．表皮剥脱性毒素
2．ベロ毒素
3．志賀毒素
4．発熱毒素

[　　　　　　]

⑨-03 化膿性レンサ球菌による合併症を選びなさい

1．急性糸球体腎炎
2．ウォーターハウス-フリーデリクセン症候群
3．表皮剥脱性皮膚炎
4．溶血性尿毒症症候群

[　　　　　　]

⑨-04 菌交代症の結果生じる偽膜性腸炎の原因菌を選びなさい

1．病原性大腸菌
2．肺炎桿菌
3．セラチア・マルセッセンス
4．ディフィシル菌

[　　　　　　]

⑨-05 溶血性尿毒症症候群を合併しやすい感染症の原因菌を選びなさい

1．チフス菌
2．腸管出血性大腸菌 O-157
3．髄膜炎菌
4．結核菌

[　　　　　　]

⑨-06 毒素型食中毒の原因菌を2つ選びなさい

1．サルモネラ菌
2．腸炎ビブリオ菌
3．黄色ブドウ球菌
4．ボツリヌス菌

[　　　　　　]

⑨-07 産道感染の原因となる菌を2つ選びなさい

1．梅毒トレポネーマ
2．B群レンサ球菌
3．淋菌
4．黄色ブドウ球菌

[　　　　　　]

⑨-08「感染症の予防及び感染症の患者に対する医療に関する法律」で1類感染症に指定されている疾患を選びなさい

1．腸管出血性大腸菌感染症
2．コレラ
3．ペスト
4．赤痢

[　　　　　　]

⑨-09 生ワクチンが予防に用いられている細菌感染症を選びなさい

1．結核
2．破傷風菌
3．ジフテリア
4．ボツリヌス

[　　　　　　]

⑨-10 感染予防や治療にグロブリン製剤が用いられない感染症を選びなさい

1．狂犬病
2．ボツリヌス菌による食中毒
3．破傷風
4．腸管出血性大腸菌 O-157 による食中毒

[　　　　　　]

⑨-11 次の感染症のなかからダニ媒介性感染症を選びなさい

1．レジオネラ肺炎
2．腸チフス
3．ペスト
4．ライム病

[　　　　　　]

9-12 淋病に関する記述として誤っているものを選びなさい

1．性行為接触感染である。
2．垂直感染を起こすことがある。
3．原因菌はグラム陰性双球菌である。
4．性交時のコンドーム使用は感染予防に有効でない。

[　]

9-13 「感染症の予防及び感染症の患者に対する医療に関する法律」で1類感染症に指定されていない疾患を選びなさい

1．コレラ
2．エボラ出血熱
3．クリミア・コンゴ出血熱
4．ペスト

[　]

9-14 次の疾患のなかから人獣共通感染症に含まれないものを選びなさい

1．野兎病
2．ペスト
3．梅毒
4．ライム病

[　]

9-15 新生児の髄膜炎の原因菌として頻度の高いものを2つ選びなさい

1．B群レンサ球菌
2．大腸菌
3．肺炎球菌
4．髄膜炎菌

[　]

9-16 次のなかから誤っている組み合わせを選びなさい

1．志賀潔————————赤痢菌
2．北里柴三郎————————ペスト菌
3．コッホ————————結核菌
4．秦佐八郎————————破傷風菌

[　]

9-17 次のヘリコバクター・ピロリ菌およびその感染症に関する文章のなかで誤っているものを選びなさい

1．形態はらせん状である。
2．グラム陽性桿菌である。
3．胃・十二指腸潰瘍の原因となる。
4．ウレアーゼ活性を有する。

[　]

9-18 次の疾患のなかから人獣共通感染症を選びなさい

1．レストスピラ症
2．梅毒
3．結核
4．ジフテリア

[　]

9-19 次のワクチンのなかからコンポーネントワクチンを選びなさい

1．BCGワクチン
2．ジフテリアワクチン
3．破傷風ワクチン
4．百日咳ワクチン

[　]

9-20 結核菌の特徴として誤っているものを選びなさい

1．グラム陽性菌である。
2．増殖が比較的遅い。
3．感染したら必ず発症する。
4．抗酸性の染色性を示す。

[　]

9-21 「感染症の予防及び感染症の患者に対する医療に関する法律」に基づき、医師が7日以内に報告すればよいものを選びなさい

1．コレラ
2．結核
3．後天性免疫不全症候群
4．ジフテリア

[　]

9-22 １週前に廃材で深い刺傷を負った建設作業員。昨日から顔のゆがみと開口障害とがあり、今朝から発語障害、呼吸困難およびけいれんが出現したため搬入された。最も考えられるのはどれか（第99回、2010年）

1. 梅毒
2. 百日咳
3. 破傷風
4. 流行性耳下腺炎
5. マイコプラズマ感染症

[   ]

9-23 水系感染が原因とならない感染症を選びなさい

1. コレラ
2. A型肝炎
3. ポリオ
4. サルモネラ

[   ]

9-24 食中毒の原因菌でないものはどれか（第93回、2004年）

1. 黄色ブドウ球菌
2. レジオネラ菌
3. 大腸菌
4. 腸炎ビブリオ菌

[   ]

9-25 食中毒の原因となるのはどれか（第99回、2010年）

1. セラチア
2. レジオネラ
3. ヘリコバクター
4. カンピロバクター

[   ]

9-26 食中毒について正しいものを２つ選びなさい（第101回、2012年）

1. 腸炎ビブリオ感染症の原因となる主な食品は食肉である。
2. 黄色ブドウ球菌感染症の予防に食前の加熱は有効である。
3. ボツリヌス菌感染症では呼吸筋麻痺を生じる。
4. 毒素性大腸菌感染症の潜伏期は数時間である。
5. ノロウイルス感染症は冬に多くみられる。

[   ]

9-27 破傷風菌および破傷風に関する記述として誤っているものを選びなさい

1. ワクチンが有効である。
2. 嫌気性菌である。
3. 神経毒産生菌である。
4. 治療は抗菌薬の投与が有効。

[   ]

9-28 感染防御に働く腟内常在菌を選びなさい

1. 大腸菌
2. B群溶血レンサ球菌
3. 乳酸桿菌（デーデルライン桿菌）
4. 緑膿菌

[   ]

9-29 次の疾患のなかからダニ媒介性感染症でないものを選びなさい

1. ライム病
2. 日本紅斑熱
3. ペスト
4. ツツガムシ病

[   ]

9-30 医療従事者の院内感染対策として不適切なものを選びなさい

1. 消毒用エタノールで手指を消毒する。
2. 石けんで手洗いする。
3. 各自所有のハンカチで手を拭く。
4. マスクを装着する。

[   ]

9-31 経胎盤感染を起こす細菌を2つ選びなさい
1. 淋菌
2. B群レンサ球菌
3. リステリア・モノサイトゲネシス
4. 梅毒トレポネーマ
[   ]

9-32 らい菌の特徴として誤っている文章を選び
    なさい
1. 抗酸性である。
2. 培養可能だが増殖が遅い。
3. らい病の原因菌である。
4. 有効な抗菌薬がある。
[   ]

9-33 空気感染を起こす病原体（疾患）を選びな
    さい
1. ヘリコバクター・ピロリ菌（胃・十二指腸潰
   瘍）
2. 結核菌（結核）
3. らい菌（らい病）
4. インフルエンザ菌（髄膜炎）
[   ]

9-34 飛沫感染で感染する病原体を選びなさい
1. 淋菌
2. 腸炎ビブリオ菌
3. 髄膜炎菌
4. 梅毒トレポネーマ
[   ]

9-35 メチシリン耐性黄色ブドウ球菌に有効な抗
    菌薬を選びなさい
1. ペニシリンG
2. バンコマイシン
3. ストレプトマイシン
4. テトラサイクリン
[   ]

9-36 次の患者を診た場合に、ただちに最寄りの
    保健所に届けなくてもよい（7日以内に届
    ける）疾患を選びなさい
1. ジフテリア
2. 腸管出血性大腸菌O-157感染症
3. コレラ
4. 梅毒
[   ]

9-37 次のなかから細胞内寄生細菌を選びなさい
1. 黄色ブドウ球菌
2. リステリア・モノサイトゲネシス
3. ボツリヌス菌
4. 淋菌
[   ]

9-38 次のなかからグラム陰性菌を選びなさい
1. 化膿性レンサ球菌
2. 淋菌
3. 黄色ブドウ球菌
4. 破傷風菌
[   ]

9-39 ボツリヌス中毒の治療に抗毒素血清を使用
    する。その免疫機序として正しいものを選
    びなさい
1. 特異的能動免疫
2. 特異的受動免疫
3. 非特異的能動免疫
4. 非特異的受動免疫
[   ]

9-40 結核の院内感染対策として誤っているもの
    を選びなさい
1. 患者に接する場合には、サージカルマスクを
   装着する。
2. 排菌者は個室隔離。
3. 届出は感染症の予防及び感染症の患者に対す
   る医療に関する法律に基づく。
4. 医療従事者は処置ごとに手指消毒する。
[   ]

9-41 結核菌に対する細胞性免疫の検知法を選び
　なさい
1．ウィダール反応
2．ワッセルマン反応
3．ツベルクリン反応
4．ウレアーゼテスト
　　　　　　　　　　　　　[　　　　　]

9-42 次の感染症のうちノミにより媒介される感
　　染症を選びなさい
1．日本紅斑熱
2．ツツガムシ病
3．ライム病
4．発疹熱チフス
　　　　　　　　　　　　　[　　　　　]

9-43 性器クラミジア感染症に関する記述として
　　誤っているものを選びなさい
1．感染していても無自覚のことが多い。
2．性感染症なのでパートナーの治療も重要であ
　る。
3．原因菌はトラコーマと同じである。
4．胎盤感染経路で胎児に感染することがある。
　　　　　　　　　　　[　　　　　]

9-44 女性器のクラミジア感染症で誤っているの
　　はどれか（第98回、2009年）
1．症状が顕在化しやすい。
2．不妊の原因となることがある。
3．パートナーも治療が必要である。
4．骨盤腹膜炎を発症することがある。
　　　　　　　　　　　[　　　　　]

9-45 感染症と病原体の組み合せで正しいのはど
　　れか（第97回、2008年）
1．ツツガムシ病　真菌
2．帯状疱疹　　　ウイルス
3．伝染性腸炎　　リケッチア
4．オウム病　　　スピロヘータ
　　　　　　　　　　　[　　　　　]

9-46 感染症の潜伏期間で最も長いのはどれか
　　（第108回、2018）
1．インフルエンザ
2．結　核
3．ノロウイルス性胃腸炎
4．流行性耳下腺炎
　　　　　　　　　　　[　　　　　]

10 主な病原真菌と真菌症

001 表在性皮膚真菌症

次の文章の空欄に適切な語句を記入しなさい

　表在性皮膚真菌症を起こす真菌には、① ＿＿＿＿＿＿＿＿＿＿＿＿＿＿＿属（白癬菌）、

② ＿＿＿＿＿＿＿＿＿＿＿属（小胞子菌）、③ ＿＿＿＿＿＿＿＿＿＿＿＿＿属（表皮菌）があげら

れる。これらを総称して④ ＿＿＿＿＿＿＿＿＿＿＿といい、その皮膚疾患を総称して

⑤ ＿＿＿＿＿＿＿＿＿＿＿という。なかでも、①属による⑤が最も多く、60〜80％を占める。

　⑤は⑥＿＿＿＿＿＿＿＿ともよばれる。④は皮膚の角質層、毛髪に限局して感染し、角質層に

含まれるケラチンを栄養にして増殖する。まれに病変が真皮から皮下組織に及び、膿疱を伴

う⑦ ＿＿＿＿＿＿＿＿＿＿＿を起こす。頭部の⑥は⑧＿＿＿＿＿＿＿＿＿、体幹部の⑥は

⑨＿＿＿＿＿＿＿＿＿、股間部や会陰部の⑥は股部白癬、趾間や足底に発症した場合は

⑩＿＿＿＿＿＿＿、爪の肥厚、混濁、凹凸がみられる場合には⑪＿＿＿＿＿＿＿＿とよばれる。

　⑤はヒトからヒトに感染する真菌症である。ミクロスポルム・カニスやトリコフィトン・

メンタグロフィテスなどはペットなどから感染する例も多い。

　治療には外用抗真菌薬が用いられるが、深在性真菌症や爪白癬には経口抗真菌薬が用いら

れる。

002 表在性皮膚真菌症

真菌による皮膚粘膜感染症をすべて選びなさい

a. 伝染性膿痂疹

b. 白癬

c. 癜風（でんぷう）

d. 帯状疱疹

e. 鵞口瘡（がこうそう）

f. 伝染性紅斑

【解答】 ＿＿＿＿＿＿＿＿＿＿＿＿＿＿＿＿＿＿＿＿＿＿＿＿

003 表在性皮膚真菌症

足白癬の原因として最も頻度の高い真菌を選びなさい

a. トリコフィトン属（白癬菌）

b. ミクロスポルム属（小胞子菌）

c. エピデルモフィトン属（表皮菌）

d. カンジダ属

【解答】_____

004 カンジダ・アルビカンス

次の文章の空欄に適切な語句を記入しなさい

カンジダ・アルビカンスはヒトの口腔、消化管、腟などに常在し、健康なヒトには感染していてもほとんど病気を起こさない。これを①_____感染という。しかし、カンジダ感染症において重要な特徴は、感染防御能の低下している免疫不全状態のヒトには、重篤な感染症を起こすことである。つまり、カンジダ・アルビカンスは②_____感染症の病原体の１つである。また、抗菌薬の投与によって消化管や腟の③_____が減少、つまり④_____状態になると、カンジダ・アルビカンスが抗菌薬に⑤_____であるため選択的に増殖するからである。

カンジダ・アルビカンスは皮膚や粘膜に病変を引き起こすことがある。⑥_____カンジダ症には、カンジダ性間擦疹、カンジダ性指間びらん症、外陰部カンジダ症、カンジダ性爪炎・爪囲炎などがある。

乳児では免疫不全でなくても⑥カンジダ症が発症する場合が多い。肛囲、陰股部など間擦部に境界明瞭な紅斑、丘疹を生じる。また、口腔内に白色〜黄白色の斑状病変が出現することがあり、⑦_____とよばれる。

成人の⑥カンジダ症は、免疫不全状態にある場合に発症することが多く、口腔、咽喉頭、⑧_____などの上部消化器粘膜にカンジダ症が発症することもある。女性では腟粘膜がカンジダ・アルビカンスにおかされ、瘙痒感を伴うおりものが出現する。これを⑨_____カンジダ症という。免疫不全患者におけるカンジダ感染症の治療は簡単ではない。

005 日和見真菌症

次の文章の空欄に適切な語句を記入しなさい

感染防御能が低下した患者〔いわゆる①_____〕では、真菌による深在性真菌症を発症することが多い。②_____属、アスペルギルス属、クリプトコックス属、接合菌類、トリコスポロン属、ニューモシスチス属の真菌が原因となる。なかでも、②属真菌

によることが最も多い。

　たとえば、②属真菌による深部感染症では、表在性③＿＿＿＿＿＿＿真菌症と異なり、肺、肝臓、中枢神経がおかされる。血液中に②属真菌が出現し（カンジダ血症）、各臓器に広がる。このような状態は、④＿＿＿＿＿＿＿＿カンジダ症とよばれる。抗真菌薬である⑤＿＿＿＿＿＿＿＿＿＿、フルシトシン、ミコナゾール、ミカファンギンなどが有効である。

　免疫不全患者では、ほかの真菌でも同様に各種臓器がおかされる。免疫不全患者（とくにエイズ患者）などでは、⑥＿＿＿＿＿＿＿＿＿＿＿＿＿＿による髄膜炎や、⑦＿＿＿＿＿＿＿＿＿＿＿＿＿による肺炎が発症しやすい。易感染者では、真菌のほかに、健康なヒトでは病気を起こさないウイルスや細菌、原虫が致死的な病気を起こすことがある。たとえば、潜伏感染しているヘルペスウイルス科の⑧＿＿＿＿＿＿＿＿＿＿は再活性化により肺炎や網膜炎を、水痘・帯状疱疹ウイルスは⑨＿＿＿＿＿＿＿を引き起こす。原虫のなかにはクリプトスポリジウムのように髄膜炎を引き起こすものもある。このように真菌による日和見感染症の診断には、ウイルス、細菌、原虫などほかの微生物による感染症との鑑別が必要である。また、真菌症をほかの病原体による感染症と重複して発症している場合もある。そのため免疫不全患者における⑩＿＿＿＿＿＿＿真菌症の診断と治療はとても困難である。

006 輸入真菌症

次の文章の空欄に適切な語句を記入しなさい。また〔　〕に選択肢が示されている場合にはそのなかから選びなさい

　日本には生息せず、海外の特定の地域でのみ生息する真菌による疾患（真菌症）を①＿＿＿＿＿＿＿＿＿＿という。①は特定の流行地域の風土病であるが、流行地で原因となる真菌に感染して帰国後発症する場合を指す。

　①の病原真菌は一般的に感染力が②〔　**強く　弱く**　〕、健常者でも感染すると発症する場合が多い。また、検査中に担当者が感染してしまうなどの感染事故が起こりやすいという特徴がある。日本では、③＿＿＿＿＿＿＿＿＿＿症（流行地：アメリカ南西部や中南米）、④＿＿＿＿＿＿＿＿＿＿症（流行地：アメリカ中央部、中南米、東南アジア、オーストラリア、アフリカ中央部）、パラコクシジオイデス症（流行地：中南米諸国）、⑤＿＿＿＿＿＿＿＿＿＿症（流行地：中国南部や東南アジア）、ブラストミセス症（流行地：アメリカ南東部・中部）の5疾患を代表的な輸入真菌症として扱っている。とくに、③症はコクシジオイデス・イミチスによる感染症で、日本では患者数が⑥〔　**増加　低下**　〕している。

007 輸入真菌症

輸入真菌症をすべて選びなさい

a. クリプトコックス症

b. コクシジオイデス症

c. スポロトリコーシス

d. アスペルギルス症

e. ヒストプラズマ症

f. パラコクシジオイデス症

g. ニューモシスチス肺炎

h. ブラストミセス症

【解答】

008 輸入真菌症

感染症法で4類感染症に指定されている輸入真菌症を選びなさい

a. コクシジオイデス症

b. パラコクシジオイデス症

c. ブラストミセス症

d. ヒストプラズマ症

e. マルネッフェイ型ペニシリウム症

【解答】

⑩-01 鵞口瘡の病原体を選びなさい
1．マラセチア・フルフル
2．カンジダ・アルビカンス
3．アスペルギルス・フミガーツス
4．クリプトコックス・ネオフォルマンス
[　　　　　]

⑩-02 人獣共通感染症を選びなさい
1．カンジダ症
2．クリプトコックス症
3．コクシジオイデス症
4．癜風
[　　　　　]

⑩-03 コクシジオイデス症の流行地を選びなさい
1．アジア
2．ヨーロッパ
3．アフリカ
4．北中南米
[　　　　　]

⑩-04 抗真菌薬でない薬剤を選びなさい
1．アムホテリシンB
2．フルコナゾール
3．イトラコナゾール
4．ストレプトマイシン
[　　　　　]

⑩-05 カンジダ性腟炎発症の因子として正しい組み合わせを選びなさい

| a．妊娠 |
| b．糖尿病 |
| c．抗菌薬の服用 |
| d．副腎皮質ホルモン剤の服用 |

1．a以外すべて　　　2．b以外すべて
3．c以外すべて　　　4．d以外すべて
5．すべて
[　　　　　]

⑩-06 カンジダ・アルビカンスに関する文章のなかで正しいものを2つ選びなさい
1．健康なヒトは感染していない。
2．健康なヒトでも感染している。
3．感染しても必ずしも発症するわけではない。
4．感染したら必ず発症する。
[　　　　　]

⑩-07 カンジダ・アルビカンスに関する文章のなかで正しいものを選びなさい
1．皮膚や粘膜の感染症だけを引き起こす。
2．日和見感染症を起こす。
3．白癬の原因菌である。
4．細菌に分類される。
[　　　　　]

⑩-08 乳児における皮膚カンジダ症の好発部位を選びなさい
1．頭部
2．背中
3．陰股部
4．手掌
[　　　　　]

⑩-09 癜風の原因菌を選びなさい
1．カンジダ属
2．アスペルギルス属
3．トリコフィトン属
4．マラセチア属
[　　　　　]

⑩-10 スポロトリコーシスを引き起こすスポロトリックス・シェンキイの最も多い感染経路を選びなさい
1．傷口から直接感染
2．経口感染
3．経気道感染
4．性行為関連感染
[　　　　　]

10-11 深在性真菌症が起こりにくいものを選びな
　　　さい
1．白血病患者
2．骨髄移植患者
3．妊婦
4．糖尿病患者
　　　　　　　　　　　　　　　　[　　　　　]

10-12 肺真菌症の原因でない真菌を選びなさい
1．アスペルギルス・フミガーツス
2．カンジダ・アルビカンス
3．クリプトコックス・ネオフォルマンス
4．マラセチア・フルフル
　　　　　　　　　　　　　　　　[　　　　　]

10-13 深在性真菌症に有効な薬剤を選びなさい
1．アシクロビル
2．アムホテリシンB
3．ペニシリンG
4．バンコマイシン
　　　　　　　　　　　　　　　　[　　　　　]

10-14 顕微鏡検査による病原体同定に検体への墨
　　　汁滴下が有効な真菌は次のうちどれか選び
　　　なさい
1．カンジダ・アルビカンス
2．アスペルギルス・フミガーツス
3．ムコール属
4．クリプトコックス・ネオフォルマンス
　　　　　　　　　　　　　　　　[　　　　　]

10-15 鵞口瘡が最も好発するのはどれか選びなさ
　　　い
1．高齢者
2．思春期青少年
3．妊婦
4．乳児
　　　　　　　　　　　　　　　　[　　　　　]

10-16 マラセチア・フルフルのかかわる感染症で
　　　ないものを選びなさい
1．脂漏性湿疹
2．癜風
3．白癬
4．毛包炎
　　　　　　　　　　　　　　　　[　　　　　]

10-17 マルネッフェイ型ペニシリウム症の多発地
　　　域を選びなさい
1．中南米
2．北米
3．東南アジア
4．ヨーロッパ
　　　　　　　　　　　　　　　　[　　　　　]

10-18 骨髄移植患者の肺真菌症の頻度が最も少な
　　　い原因真菌を選びなさい
1．カンジダ・アルビカンス
2．アスペルギルス・フミガーツス
3．ムコール属
4．スポロトリックス・シェンキイ
　　　　　　　　　　　　　　　　[　　　　　]

10-19 夏型過敏性肺臓炎の原因を選びなさい
1．カンジダ属
2．トリコスポロン属
3．アスペルギルス属
4．クリプトコッカス属
　　　　　　　　　　　　　　　　[　　　　　]

10-20 日和見感染症の病原体として正しい組み合
　　　わせを選びなさい

| a．サイトメガロウイルス |
| b．緑膿菌 |
| c．カンジダ・アルビカンス |
| d．アスペルギルス・フミガーツス |

1．a以外すべて　　　2．b以外すべて
3．c以外すべて　　　4．d以外すべて
5．すべて
　　　　　　　　　　　　　　　　[　　　　　]

10-21 輸入真菌症の特徴として不適切な記述を選びなさい

1．日本での患者の多くは輸入感染例である。

2．健康なヒトでも発症することが多い。

3．病原性が強い。

4．傷口から感染することが多い。

[　　　　]

主な病原真菌と真菌症 ● 実践問題

11 主な病原原虫と原虫症

001 腸管寄生性原虫

次の文章の空欄に適切な語句を記入しなさい。また、[ ] に選択肢のある場合はそのなかから選びなさい

　疾患を引き起こす代表的な消化管寄生性原虫には、栄養型が20〜50μmの舌状で、偽足をもち、活発にアメーバ様の運動を行う①＿＿＿＿＿＿＿＿＿、栄養型が4対8本の鞭毛をもち、前方に吸着円盤をもつ洋梨形の②＿＿＿＿＿＿＿＿＿、クリプトスポリジウム・パルブム原虫などがあげられる。

　①は、主として大腸に寄生している。栄養型は大腸腔、大腸壁内で二分裂を繰り返して増殖する。大腸壁内に侵入して組織を破壊し、潰瘍を形成すると、下痢、イチゴゼリー状の粘血便、腹痛などの消化器症状を引き起こす。大腸で増殖した①の一部が③＿＿＿＿＿＿＿となり、糞便とともに排出され、④＿＿＿＿＿＿＿＿＿となる。④の経口摂取（食物や水を介して）によって感染が広がる。

　②は、下痢を主症状とする消化器症状を引き起こす。⑤＿＿＿＿＿＿＿症とよばれる。ヒトの小腸上部（十二指腸、空腸）、胆管・胆嚢内に寄生し、ときに組織内にも侵入する。③の経口摂取によって感染が広がる。①と②は保虫者とのオーラル/アナルセックスによっても感染が広がるので、⑥＿＿＿＿＿感染症でもある。

　一方、クリプトスポリジウム・パルブム原虫は、感染すると消化器症状（水様性粘液下痢で、腹痛、倦怠感、悪心・嘔吐）を伴うクリプトスポリジウム症を起こす。潜伏期間は⑦＿＿＿＿＿〜＿＿＿＿＿日。水道水などを介して本症の集団感染が発生することもある。

　クリプトスポリジウム原虫は胞子虫に属する腸管寄生性原虫で、⑧＿＿＿＿＿＿＿と、⑨＿＿＿＿＿＿＿の形態をとる。

　⑧は腸管上皮細胞内で無性生殖を繰り返して増殖し、娘虫体を放出する。一部は雌性生殖母体と雄性生殖母体となり、合体して受精し（有性生殖）、感染性のある⑨を多数形成し、⑨は糞便とともに体外に排出される。ヒトはその⑨の経口摂取によって感染する。とくに感染防御能が低下している患者（エイズ患者、低γグロブリン血症などの患者）では慢性化、重症化しやすい。クリプトスポリジウム原虫の⑨は感染力が強く、塩素系消毒薬では不活化されない。

　上記3疾患は、感染症法で「⑩＿＿＿＿＿類感染症の全数把握疾患」に指定されており、原虫が検出され診断が確定した場合、⑪[ただち　7日以内] に最寄りの保健所に診断した医師が届出なければならない。

002 クリプトスポリジウム症

次の文章の空欄に適切な語句を記入しなさい。また、[ ] に選択肢がある場合はそのなかから選びなさい

クリプトスポリジウム・パルブム（以下、クリプトスポリジウム原虫）は世界に広く分布し、① [鞭毛虫類　根毛虫類　胞子虫類] に属する②＿＿＿＿＿＿性原虫である。

クリプトスポリジウム原虫は腸管上皮細胞内で無性生殖を繰り返して増殖し、娘虫体を放出する。感染すると激しい下痢を伴うクリプトスポリジウム症を起こす。潜伏期間は③＿＿＿＿＿＿～＿＿＿＿＿＿日で、主要症状は、腹痛、全身倦怠感、悪心・嘔吐を伴う水様性下痢である。約半数に軽度の発熱が認められる。後天性免疫不全症候群患者のように免疫能が低下した患者では慢性化、重症化しやすい。このような患者では感染が腸管から胃、胆嚢・胆管、膵管、呼吸器にまで広がり、慢性下痢に加えて胆嚢・胆管炎、膵炎、呼吸器症状を併発し、著しい体重減少、衰弱がみられ、死亡する場合もある。

④＿＿＿＿＿水などを介してクリプトスポリジウム症が集団発生することもある。家畜、イヌ、ネコ、ネズミなどもクリプトスポリジウム原虫に感染しているので、これらの動物がヒトへの感染源となる。つまり、⑤＿＿＿＿＿＿＿感染症の1つである。日本でも水系感染事故が報告されている。感染症法で「⑥＿＿＿＿＿類感染症の全数把握疾患」に指定されており、検出された場合、⑦ [ただち　7日以内] に最寄りの保健所に届け出なければならない。

003 クリプトスポリジウム・パルブム

クリプトスポリジウム・パルブム、および、その感染症の特徴として正しい記述をすべて選びなさい

a. 日本には存在しない。

b. 塩素系消毒薬に抵抗性を示す。

c. 下痢症などの消化器症状がみられる。

d. 性感染症の1つである。

e. 人獣共通感染症に含まれる。

f. 汚染された水道水を介した集団発生例が報告されている。

g. エイズ患者では重症化することが多い。

h. 感染症法により4類感染症に指定されている。

【解答】＿＿＿＿＿＿＿＿＿＿＿＿＿＿＿＿

004 赤痢アメーバ原虫

赤痢アメーバ原虫および、その感染症の特徴として正しい記述をすべて選びなさい

a. 熱帯・亜熱帯地域に多く分布する。

b. 日本には存在しない。

c. 感染すると必ず発症する。

d. 肝膿瘍を合併することがある。

e. 有効な抗原虫薬がない。

f. 感染症法では4類感染症に指定されている。

g. 性感染症の1つである。

h. 人獣共通感染症である。

【解答】_____

005 ジアルジア（ランブル鞭毛虫）

ジアルジア症に関する記述として誤っているものを選びなさい

a. 熱帯・亜熱帯地域に多く分布する。

b. 汚染された動物の肉を摂取することで感染する。

c. 下痢症など消化器症状がみられる。

d. 感染した場合には必ず発症する（不顕性感染はない）。

e. 日本には常在しない。

f. 輸入感染症として重要である。

g. 人獣共通感染症である。

h. 診断は便中の本原虫を顕微鏡下に証明することによる。

【解答】_____

006 腟トリコモナス原虫

次の文章の空欄に適切な語句を記入しなさい

腟トリコモナス原虫感染症は、代表的な①_____感染症の1つで、世界中の健康な②_____の数～20%が腟トリコモナス原虫に感染していると報告されている。

③_____のみで、嚢子はない。紡錘形または楕円形でその大きさは12～28μmである。遊離する4本の④_____と遊離しない1本の⑤_____、波動膜をもち、活発に運動する。二分裂で増殖する。ヒトは主に⑥_____によって感染する。

女性では⑦_____（トリコモナス性腟炎）を起こし、おりものの増加、悪臭、外陰部のかゆみを呈する。⑧_____の場合やきわめて軽い場合もある。男性でも⑧の場合が多い。しかし、尿道炎を起こし、排尿時痛などを呈することもある。

治療には⑨＿＿＿＿＿＿＿＿＿やチニダゾール（内服、腟錠）が用いられる。通常
⑩＿＿＿＿＿＿＿＿＿の多くも感染していることから、⑩も同時に治療を受ける必要がある。

007 腟トリコモナス症

腟トリコモナス症の特徴として正しい記述をすべて選びなさい

a. 性感染症である。

b. 患者本人だけでなく性パートナーの治療も重要である。

c. 不顕性感染はない。

d. 産道感染により新生児肺炎の原因となる。

e. カンジダ性腟炎に比べて悪臭を伴うおりものが出る。

f. 嚢子を経口摂取することで感染する。

g. アムホテリシンBが有効である。

h. 診断は便中の本原虫を顕微鏡下に証明することによる。

【解答】＿＿＿＿＿＿＿＿＿＿＿＿＿＿＿＿＿

008 感染症と媒介生物

次の原虫のヒトへの感染症を媒介する生物を語句群から選び記入しなさい

語句群：ツェツェバエ、サシチョウバエ、サシガメ、ハマダラカ、ノミ、マダニ、媒介生物なし

原虫（感染症）	媒介生物
プラスモジウム原虫（マラリア）	①＿＿＿＿＿＿＿＿＿＿＿
ドノバンリーシュマニア原虫 （カラ・アザール）	②＿＿＿＿＿＿＿＿＿＿＿
クルーズトリパノソーマ原虫 （シャーガス病）	③＿＿＿＿＿＿＿＿＿＿＿
ガンビアトリパノソーマ原虫 （アフリカ睡眠病）	④＿＿＿＿＿＿＿＿＿＿＿
クリプトスポリジウム・パルブム原虫 （クリプトスポリジウム症）	⑤＿＿＿＿＿＿＿＿＿＿＿

009 トキソプラズマ・ゴンディ

次の文章の空欄に適切な語句を記入しなさい

　トキソプラズマ・ゴンディの宿主は① _____ 科の動物で、ヒトなどの哺乳類、鳥類は中間宿主となる。つまりトキソプラズマ・ゴンディ感染症（トキソプラズマ症）は② _____ 感染症の1つである。世界全域に広く分布する。

　③ _____（急増虫体、増殖型、タキゾイト）、嚢子（シスト）、④ _____ の形態をとり、いずれも感染性を有する。

　①科動物の小腸粘膜上皮細胞中で無性生殖、あるいは有性生殖によってオーシストを形成し、糞便中に排出される。約1％のネコの糞便中に④の排出が認められる。ヒトはその糞便に汚染された食物を摂取することによって感染（経口感染）する。また、嚢子が寄生する生肉（ブタ、ヒツジ、ウシなど）の摂取によっても感染する。

　成人では無症状に経過するいわゆる⑤ _____ 感染が大部分であるが、⑥ _____ が低下しているヒトでは、発熱、発疹、リンパ節腫脹、肺炎、心筋炎、慢性期には⑦ _____ を起こすことがある。

　トキソプラズマ感染症の特徴の1つに、母体内で増殖した感染性のある③（急増虫体：細長い三日月状）が⑧ _____ を介して胎児に感染することによる母子感染があげられる。胎児は流産や死産となることが多い。また、出産したとしても新生児に⑦、水頭症、脳内石灰化、精神・運動障害などを伴ったトキソプラズマ性髄膜脳炎を徴候とする重篤な症状が発現する。⑨ _____ とよばれる。

010 トキソプラズマ症

トキソプラズマ症に関する記述として正しいものをすべて選びなさい

a. トキソプラズマ・ゴンディが原因微生物である。

b. ノミによって媒介され感染する。

c. 不顕性感染はほとんどない。

d. 経胎盤経路による母子感染を起こすことがある。

e. 日本では報告例はない。

f. 人獣共通感染症の1つである。

【解答】_____

011 トリパノソーマ原虫

次の文章の空欄に適切な語句を記入しなさい

　① _____ は鞭毛をもつ原虫で、② _____ 地域で多くの患者が発生しているトリパノソーマ症を起こす病原体である。

重要なトリパノソーマ原虫として次の3種類が知られている。アフリカ中・西部に分布しアフリカ睡眠病を引き起こす③＿＿＿＿＿＿＿＿＿＿＿＿＿＿、アフリカ東・南部に分布しアフリカ睡眠病を引き起こす④＿＿＿＿＿＿＿＿＿＿＿＿＿＿、中南米に分布しシャーガス病を引き起こす⑤＿＿＿＿＿＿＿＿＿＿＿＿である。

ヒト（患者）や野生動物が感染源となることから⑥＿＿＿＿＿＿＿感染症の1つである。③と④は⑦＿＿＿＿＿＿＿＿＿の刺咬によりヒトに感染する。感染患者は髄膜脳炎を起こし、高熱、意識障害、嗜眠、死亡の経過をとる。

一方、⑤のヒトへの感染経路は、媒介生物である⑧＿＿＿＿＿＿を介する。ヒトは⑧に吸血され、吸血された部位にかゆみが出現し、その部位を爪で掻くときに、サシガメの脱糞中に含まれている虫体が擦りこまれて感染する。急性期には局所発赤およびリンパ節の腫脹、高熱を呈し、慢性期には食道（巨大食道）、大腸（巨大結腸）、心臓（心室肥大）などの障害が出現し、死に至ることがある。⑨＿＿＿＿＿＿＿病（アメリカ型トリパノソーマ症）とよばれる。

012 リーシュマニア症

次の文章の空欄に適切な語句を記入しなさい

リーシュマニア原虫類は鞭毛を有し、ヒトに感染するものでは3種類が知られている。いずれも世界的に広く分布するものの、リーシュマニア症患者はとくに①＿＿＿＿＿＿＿＿地域に多い。ヒトは②＿＿＿＿＿＿＿＿に吸血・刺咬されて感染する。インド、アフリカ、地中海沿岸、中東、中国、中南米に分布し、③＿＿＿＿＿＿＿＿（カラ・アザールKala azar）を引き起こす④＿＿＿＿＿＿＿＿＿＿＿＿＿、中近東、地中海沿岸、インド、ロシア、アフリカに分布し、皮膚リーシュマニア症を引き起こす
⑤＿＿＿＿＿＿＿＿＿＿＿＿、ブラジル、ペルー、ボリビア、ベネズエラなどの主に南米に分布し、粘膜皮膚リーシュマニア症を引き起こす⑥＿＿＿＿＿＿＿＿＿＿＿＿がある。

013 マラリア

次の文章の空欄に適切な語句を記入しなさい。また、[　]に選択肢のある場合はそのなかから選びなさい

①＿＿＿＿＿＿＿の病原体はプラスモジウム原虫である。主に②＿＿＿＿＿＿＿地域に分布する。現在の日本では流行していないが、流行地で感染して国内で発症する
③＿＿＿＿マラリアが年間100～200例報告されている。世界的にみると、年間3～4億人が罹患し、150～270万人が死亡していると推定されている。

ヒトにマラリアを引き起こす原虫では、④＿＿＿＿＿＿＿＿、⑤＿＿＿＿＿＿＿＿、

⑥＿＿＿＿＿＿＿＿＿＿＿＿＿、卵形マラリア原虫の４種類が知られている。

　感染源はヒト（マラリア患者）で、感染したヒトの血液を吸った⑦＿＿＿＿＿＿＿＿が感染
し、その蚊に刺されることにより感染する。ヒトからヒトへは直接感染しない。マラリア原
虫が感染している⑧＿＿＿＿＿＿＿が破壊されて、娘虫体（メロゾイト）が血液中に放出さ
れる。そのときに発熱し、娘虫体が新しい赤血球に侵入し終わったときに解熱する。
⑨＿＿＿＿＿＿＿＿＿＿＿、卵形マラリアでは約48時間ごと、⑩＿＿＿＿＿＿＿＿＿＿では約
72時間ごとにこれを繰り返す。⑪＿＿＿＿＿＿＿＿＿＿＿＿では、一般的に36〜48時間ごとに
発熱が繰り返される。⑪は症状が激しく、急速に進行して脳障害、腎障害、肺水腫、低血
糖、播種性血管内凝固症候群（DIC）、ショックなどを合併し、死亡する場合がある。

　診断には⑫＿＿＿＿＿＿＿をギムザ染色をしたうえで鏡検して原虫を検出する。マラリア
は感染症法で「⑬＿＿＿＿＿類感染症」に指定されており、診断後⑭[　ただち　７日以内　]
に医師が最寄りの保健所に届け出なければならない。クロロキンやファンシダールなどの抗
マラリア薬に耐性を示す熱帯熱マラリア原虫も出現し、治療に難渋することがある。

014 マラリア

マラリアの病原体プラスモジウム原虫のヒトへの感染経路として可能なものをすべて選びな
さい

　　a. 糞口感染経路

　　b. 性行為感染経路

　　c. ダニを介した感染

　　d. 蚊を介した感染

　　e. 新鮮血輸血

　　f. 飛沫感染（経気道感染経路）

【解答】＿＿＿＿＿＿＿＿＿＿＿＿＿＿＿＿

015 マラリア

マラリアの説明文として正しいものをすべて選びなさい

- a. 熱帯・亜熱帯地域以外では流行することはない。
- b. 有効なワクチンが使われている。
- c. マラリアによる死亡者の多くは小児である。
- d. コガタアカイエカにより媒介される。
- e. ヒトからヒトへ直接感染することはない。
- f. 薬剤耐性マラリア原虫が出現している。
- g. マラリア原虫は白血球に感染する。
- h. 日本では輸入感染症に位置づけられる。

【解答】

⑪-01 水系感染による集団感染事例が報告されて
いる感染症を選びなさい
1．クリプトコックス症
2．アメーバ赤痢
3．クリプトスポリジウム症
4．トキソプラズマ症

[　　　　　]

⑪-02 経胎盤感染経路による母子感染が成立する
ことがある原虫を選びなさい
1．ランブル鞭毛虫
2．トリコモナス原虫
3．トキソプラズマ・ゴンディ
4．クリプトスポリジウム・パルブム

[　　　　　]

⑪-03 先天性感染症の原因となる微生物として正
しい組み合わせを選びなさい

```
a．サイトメガロウイルス
b．トキソプラズマ・ゴンディ
c．風疹ウイルス
d．梅毒トレポネーマ
```

1．a以外すべて　　　2．b以外すべて
3．c以外すべて　　　4．d以外すべて
5．すべて

[　　　　　]

⑪-04 次の疾患のなかから最寄りの保健所にただ
ちに届けなければならないものを選びなさ
い
1．マラリア
2．ジアルジア症
3．クリプトスポリジウム症
4．アメーバ赤痢

[　　　　　]

⑪-05 人獣共通感染症でないものを選びなさい
1．トキソプラズマ症
2．クリプトスポリジウム症
3．腟トリコモナス症
4．トリパノソーマ症（アフリカ睡眠病）

[　　　　　]

⑪-06 原虫感染症と感染媒介節足動物の組み合わ
せのなかから誤っているものを選びなさい
1．マラリア―――――――ハマダラカ
2．トリパノソーマ症（アフリカ睡眠病）
―――――――ツェツェバエ
3．内臓リーシュマニア症（カラ・アザール）
―――――――サシチョウバエ
4．トキソプラズマ症―――ダニ

[　　　　　]

⑪-07 性感染症の病原体でないものを選びなさい
1．単純ヘルペスウイルス2型
2．B群レンサ球菌
3．腟トリコモナス
4．トラコーマクラミジア

[　　　　　]

⑪-08 マラリア流行地としてふさわしくない地域
を選びなさい
1．地中海沿岸
2．サハラ砂漠以南のアフリカ
3．東南アジア
4．中南米

[　　　　　]

⑪-09 マラリアの診断に有用な検体は次のどれか
1．血液塗抹標本
2．尿
3．咽頭ぬぐい液
4．脳脊髄液

[　　　　　]

⑪-10 脳性マラリア（マラリアに合併する脳症）
を最も起こしやすい原虫を選びなさい
1．熱帯熱マラリア原虫
2．三日熱マラリア原虫
3．四日熱マラリア原虫
4．卵形マラリア原虫

[　　　　　]

11-11 マラリア感染予防策としてふさわしくない
　　　ものを選びなさい
1．マラリア患者の隔離
2．蚊帳の使用
3．肌を露出しない
4．屋内での蚊取り線香の使用
　　　　　　　　　　　　　　[　　　　　]

11-12 日本国内で感染する危険性のある病原体を
　　　選びなさい
1．プラスモジウム原虫（マラリア原虫）
2．クリプトスポリジウム・パルブム
3．リーシュマニア原虫
4．トリパノソーマ原虫
　　　　　　　　　　　　　　[　　　　　]

12 主な病原ウイルスと ウイルス感染症

DNA ウイルス

001 ポックスウイルス科

痘瘡（天然痘）に関する文章の空欄に適切な語句を記入しなさい。また、[ ] に選択肢がある場合はそのなかから選びなさい

●痘瘡とは

　痘瘡（天然痘）は、① [DNA　RNA] ウイルスである②＿＿＿＿＿＿＿＿＿＿＿＿＿による全身感染症である。古来より感染力が強く、致死率の高い感染症である。②は飛沫感染によって経気道的に侵入し、局所リンパ節を経て全身に広がる。潜伏期間は約

③ [1　2　3] 週間で、急激な発熱、頭痛、悪寒が出現し、続いて皮膚および粘膜に発疹が出現する。皮膚発疹性水疱性病変は口腔、咽頭から顔面、四肢、全身に広がる。発疹は紅斑、丘疹、水疱、膿疱、痂皮（かひ）、落屑（らくせつ）と④ [規則的　不規則] に進行する。

●痘瘡ワクチンの発見と痘瘡の根絶

　⑤ [1950　1960　1970] 年代から⑥＿＿＿＿＿＿＿＿＿＿主導により痘瘡撲滅活動が開始され、世界中で⑦＿＿＿＿＿＿＿＿＿＿が広く接種された。1977年ソマリアでの痘瘡患者を最後に痘瘡は地球上から根絶された。この快挙はイギリスの⑧＿＿＿＿＿＿＿＿＿＿が、牛痘（牛における痘瘡様疾患）を発症（手指に軽い病変が出現する）した乳搾り作業者が痘瘡患者と接触しても痘瘡を発症していないことに着目して、牛痘病変擦過物（さっか）が痘瘡の発症予防に有効であることを明らかにした業績に基づく。⑧は、1796年、牛痘病変内溶液を8歳の少年に接種し、翌年、その少年に痘瘡（天然痘）患者から採取した痘疱内溶液を接種しても、痘瘡を発症しなかったことを報告した。

●エムポックスウイルス（サル痘ウイルス）感染症

　エムポックスウイルスは、痘瘡ウイルスと同様にポックスウイルス科オルソポックスウイルス属に分類されるウイルスである。西アフリカ・中央アフリカの地域に生息するげっ歯類が有するウイルスであり、ヒトはこれらのげっ歯類が排泄するウイルスに感染すると痘瘡（天然痘）様疾患を発症する。エムポックスは、本来アフリカにおける風土病的感染症である。ヒトからヒトへは⑨ [空気　接触] 感染することがあるものの、流行は限定的であった。2022年から2023年にかけて、MSM（men who have sex with men）のコミュニティで、エムポックスウイルス感染症が、世界的規模で流行した。主に性行為を介して広がったことによる。エムポックスウイルス感染症の予防には⑦が有効である。

002 ヘルペスウイルス科

単純ヘルペスウイルス感染症に関する文章の空欄に適切な語句を語句群より選んで記入しなさい

> 語句群：慢性、水痘・帯状疱疹ウイルス、単純ヘルペスウイルス1型、単純ヘルペスウイルス2型、口唇、眼、口唇ヘルペス、急性歯肉口内炎、淋病、梅毒、新生児ヘルペス、アシクロビル、潜伏、陰部、帯状疱疹、眼瞼ヘルペス、再発性陰部ヘルペス

単純ヘルペスウイルス（HSV）には、血清学的に1型と2型がある。1型は主として ① ＿＿＿＿＿＿＿、② ＿＿＿＿＿＿＿＿＿ などに感染するのに対し、2型は主として ③ ＿＿＿＿＿＿＿＿ に感染する。神経系組織と親和性が強く、口唇、眼、陰部などの粘膜に感染し、増殖した後、知覚神経から三叉神経節や脊髄後根神経節に入り、④ ＿＿＿＿＿＿＿ 感染するのが特徴である。その後、宿主の免疫力の低下など、種々の誘因によって活動を再開（再活性化）する。三叉神経節に潜伏感染している ⑤ ＿＿＿＿＿＿＿＿＿＿＿＿ が再活性化すると、⑥ ＿＿＿＿＿＿＿＿ や ⑦ ＿＿＿＿＿＿＿＿ を発症する。一方、腰部神経節に潜伏感染している ⑧ ＿＿＿＿＿＿＿＿＿ が再活性化すると、⑨ ＿＿＿＿＿＿＿＿＿＿ を発症する。

日本人の多くは、小児期のうちに⑤に感染する。小児が初めて①に感染すると、⑩ ＿＿＿＿＿＿＿＿＿＿ を発症する。HSV感染症は、⑪ ＿＿＿＿＿＿ や ⑫ ＿＿＿＿＿＿ と同様に、性病の重要な病原体の1つである。性活動が活発になる時期に感染することが多い。妊婦が分娩する時期に、潜伏感染している⑤や⑧が再活性化して、産道にウイルスが排出されると、新生児がHSVに感染する。このような場合、重篤な ⑬ ＿＿＿＿＿＿＿＿＿＿ を発症することがある。

治療には有効な抗ウイルス薬である ⑭ ＿＿＿＿＿＿＿＿＿ が用いられる。

003 ヘルペスウイルス科

水痘に関する文章の空欄に適切な語句を記入しなさい。また、[ ]に選択肢がある場合にはそのなかから選びなさい

水痘は、① ＿＿＿＿＿＿＿＿＿ 科の② ＿＿＿＿＿＿＿＿＿＿＿＿ に初めて感染（初感染）したときの全身感染症である。潜伏期間は、約③ [1 2 3]週間である。小児では、発熱、水疱性丘疹を主症状とする予後④ [良好 不良]な疾患である。

成人が初めて②に感染すると、肺炎を伴う重症水痘を発症することがある。また、ステロイド剤や抗がん薬などの免疫抑制剤を投与されているヒトが感染すると、致死的な場合がある。

水痘が治った後には、②は、全身の⑤ ＿＿＿＿＿＿＿ 神経節に潜伏感染する。ときに神経節に潜伏していた②が再活性化し、頭部や胸部などに強い痛みを伴う知覚神経領域に沿った帯状の水疱性発疹を形成する。これを⑥ ＿＿＿＿＿＿＿＿＿ とよぶ。水痘には抗ウイルス

主な病原ウイルスとウイルス感染症

薬であるアシクロビルが有効である。

004 ヘルペスウイルス科

サイトメガロウイルスとヒトヘルペスウイルス6型感染症に関する記述として正しいものを
すべて選びなさい

- a. ヒトヘルペスウイルス6型は突発性発疹を引き起こす。
- b. 成人におけるサイトメガロウイルスやヒトヘルペスウイルス6型の既感染率は、50%を下まわる。
- c. ヒトにおけるサイトメガロウイルス感染の多くは不顕性(無症状)である。
- d. 先天性サイトメガロウイルス感染症は巨細胞封入体症ともよばれる。
- e. 妊娠初期に妊婦がサイトメガロウイルスに初めて感染すると、胎児が経胎盤感染により先天性サイトメガロウイルス感染症を発症する。
- f. 妊婦がサイトメガロウイルスに感染すると、胎児は必ずサイトメガロウイルスに感染する。
- g. 突発性発疹による発疹は色素沈着を残して消失する。
- h. 免疫不全患者におけるサイトメガロウイルス肺炎や網膜炎は、サイトメガロウイルスに初めて感染した(初感染)ときに発症する。
- i. サイトメガロウイルス感染症にはアシクロビルが有効である。
- j. サイトメガロウイルスやヒトヘルペスウイルス6型は、単純ヘルペスウイルスや水痘・帯状疱疹ウイルスと異なり、潜伏感染しない。

【解答】_____

005 ヘルペスウイルス科

EBウイルスとヒトヘルペスウイルス8型感染症に関する文章の空欄に適切な語句を語句群
から選んで記入しなさい

> 語句群：α-ヘルペスウイルス、β-ヘルペスウイルス、γ-ヘルペスウイルス、慢性、潜伏、急性、
> 　　　　白血病、不顕性、伝染性単核症、白血球、異型リンパ球、血小板、バーキットリンパ腫、
> 　　　　上咽頭がん、肝細胞がん、子宮頸がん、カポジ肉腫

　EBウイルスとヒトヘルペスウイルス8型は、ヘルペスウイルス科①_____亜
科に分類される。多くのヒトは、EBウイルスに感染しても症状を呈することはない。これ
を②_____感染という。日本人の多くは、小児期にEBウイルスに感染する。し
かし、成人期に初めて感染(初感染)すると、発熱、扁桃・咽頭炎、頸部リンパ節腫脹、肝
脾腫などを呈する場合がある。③_____(俗にキス病)とよばれる。末

梢血液検査で、④＿＿＿＿＿＿＿＿＿の増加が認められる。EBウイルスは、腫瘍ウイルスの１つで、⑤＿＿＿＿＿＿＿＿や⑥＿＿＿＿＿＿＿＿＿＿を引き起こすことがある。ヒトヘルペスウイルス８型も腫瘍ウイルスの１つで、⑦＿＿＿＿＿＿＿＿の原因である。

006 アデノウイルス科

アデノウイルス感染症に関する記述として正しいものをすべて選びなさい

- a. アデノウイルスは上気道感染症の原因ウイルスとして重要である。
- b. アデノウイルスは消化器感染症を引き起こすことがない。
- c. アデノウイルスは空気感染による感染形式で伝播する。
- d. アデノウイルスはエンベロープをもつ２本鎖DNAウイルスである。
- e. アデノウイルス40型と41型は、流行性角結膜炎の原因ウイルスである。
- f. アデノウイルス11型は急性出血性膀胱炎の原因ウイルスである。
- g. アデノウイルス感染症には、いまだに有効な抗ウイルス薬は開発されていない。
- h. 上気道感染を引き起こすアデノウイルスの血清型は、主に１～５型である。
- i. アデノウイルスによる咽頭結膜熱はプールで感染が拡がることがあり、プール熱ともよばれる。
- j. アデノウイルス１型に感染したヒトはアデノウイルス２型には感染しない。

【解答】＿＿＿＿＿＿＿＿＿＿＿＿

RNAウイルス

007 ポリオ

次の文章の空欄に適切な語句を記入しなさい。また、[　]に選択肢がある場合はそのなかから選びなさい

ポリオウイルスは①＿＿＿＿＿＿＿＿＿科②＿＿＿＿＿＿＿＿＿属に分類される③
[　DNA　RNA　]ウイルスである。ポリオウイルスには１～３型の３つの血清型があり、
④＿＿＿＿＿＿＿（小児麻痺、ポリオ）の原因ウイルスである。

　経口経路で体内に侵入し、腸管の粘膜上皮細胞で増殖し、局所リンパ節を経て血中に入り（ウイルス血症）、中枢神経系に達する。ポリオ患者では比較的長期にわたり、糞便中にウイルスが排出される。そのため、主に⑤＿＿＿＿＿＿感染経路で感染が拡大する。

　ポリオウイルス感染のほとんどが⑥＿＿＿＿＿性で、感染者の約⑦＿＿＿＿＿％が発症すると推定されている。潜伏期間は１～２週間である。

　ポリオウイルスが脊髄⑧[　前角　後角　]の⑨[　運動　知覚　]神経細胞に感染し、破壊する。そのため急性弛緩性麻痺（いわゆる④）を発症する。日本では、2012年９月より

1〜3型ポリオウイルスの混合⑩ [**弱毒生　不活化　トキソイド**] ワクチンを
⑪ [**経口　経皮**] 的に与える。

　近年、日本ではポリオ患者は発生していない。WHOが根絶計画を推進中であり、世界的にも根絶間近になっている。先進国のなかには、不活化ポリオワクチンを接種している国がある。しかし、ポリオウイルス感染では⑥性感染が多く、根絶は容易ではない。

　④は感染症法で⑫_____類感染症に指定されており、診断後、ただちに最寄りの保健所に届出なければならない。

008 ポリオ

ポリオウイルス感染症に関する記述として正しいものをすべて選びなさい

a. ポリオウイルスには4つの血清型がある。

b. 糞口感染経路で感染する。

c. ワクチン未接種の小児がポリオウイルスに感染してもその多くは不顕性（無症状）で、ポリオ（急性灰白髄炎）を発症するのは約100人に1人である。

d. 現在、日本で用いられているポリオワクチンは経口弱毒性ワクチンである。

e. 日本ではポリオワクチンは1歳になってから接種されている。

f. 潜伏期間は約3週間である。

g. ポリオの弛緩性麻痺は主に脊髄前角の運動神経細胞がポリオウイルス感染に伴って破壊されることによる。

h. 日本では、近年、ポリオ患者の発生がないので、ワクチン接種を中止してもかまわない。

i. ポリオウイルスはRNAウイルスである。

j. ポリオワクチン接種は1回接種で十分に効果が得られる。

【解答】_____

142

009 レオウイルス科・カリシウイルス科

ロタウイルスとノロウイルスに関する記述として正しいものをすべて選びなさい

a. ロタウイルスはDNAウイルスである。

b. ロタウイルスは小児の重要な下痢症ウイルスで、冬季に流行する白色便性下痢症の原因ウイルスである。

c. ロタウイルスは1973年に小児下痢症の原因ウイルスの１つとして発見された。

d. ロタウイルスはカリシウイルス科に分類される。

e. ロタウイルスによる下痢症の迅速診断には、免疫クロマト法、ラテックス凝集反応法などの診断キットが使用されている。

f. ロタウイルスによる下痢症には、有効なワクチンが開発され、臨床応用されている。

g. ノロウイルスはカキ生食に伴う食中毒の重要な原因の１つである。

h. ノロウイルスによる下痢症は、老人ホームなどで流行し社会問題となっている。

i. ノロウイルスはRNAウイルスである。

j. ノロウイルスはレオウイルス科に分類される。

【解答】
_____

010 風疹

次の文章の空欄に適切な語句を語句群から選び記入しなさい

> 語句群：経気道、空気、経胎盤、産道、初期、中期、後期、白内障、緑内障、結膜炎、心疾患、難聴、小頭症、精神運動発達遅滞、弱毒生、不活化、コンポーネント、1〜2、2〜3、4

風疹ウイルスは、飛沫によって経気道的に感染し、上気道で増殖した後、所属リンパ節で増殖し、血中に入り（ウイルス血症）、各臓器に広がる。潜伏期間は①_____週間である。

妊婦が風疹ウイルスに感染すると、②_____感染によって胎児も風疹ウイルスに感染することがある。先天性風疹症候群とよばれる。とくに妊婦が妊娠③_____に感染すると、種々の先天異常を起こす（胎内感染）。

主な症状は、④_____、眼疾患〔⑤_____、⑥_____、小眼症など〕、⑦_____（動脈管開存、中隔欠損など）、⑧_____、⑨_____などである。

風疹の予防には風疹ワクチンが有効であり、ワクチン接種率を向上させることにより先天性風疹症候群患者の発生を抑制することができる。風疹ワクチンは⑩_____ワクチンである。

011 麻疹

次の文章の空欄に適切な語句を記入しなさい。また、[ ] に選択肢がある場合はそのなかから選びなさい

麻疹ウイルスは、① ＿＿＿＿＿＿＿＿＿科に分類される② [DNA RNA] ウイルスで、③ ＿＿＿＿＿＿＿の原因ウイルスである。感染力・伝播性が非常に強く、発症率も高い。経気道的に感染が広がる。

咽喉頭の上皮細胞で増殖し、さらに扁桃や所属リンパ節でも増殖し血中に入る（ウイルス血症）。次いで、全身のリンパ組織に達する。そこで増殖したウイルスが大量に血中に出て全身に感染が広がる。咽頭や所属リンパ節で増殖したウイルスが血中に入ることを④ ＿＿＿＿＿ウイルス血症、全身のリンパ組織で増殖したウイルスが血中に大量に入ることを⑤ ＿＿＿＿＿ウイルス血症とよぶ。

俗に麻疹は「⑥ ＿＿＿＿＿＿＿」とよばれる。潜伏期間は10〜14日で、発熱、咳、鼻水、くしゃみ、結膜炎、下痢などの症状がみられる。口腔粘膜に特徴的な粟粒大の白色斑を生じ、⑦ ＿＿＿＿＿＿＿＿＿とよばれる。中耳炎、肺炎、脳炎（麻疹後脳炎）を合併して重篤な状態に陥ることもある。まれに麻疹ウイルスが中枢神経組織において慢性・持続的に感染し、神経機能が障害される場合がある。この病態は⑧ ＿＿＿＿＿＿＿＿＿＿＿＿＿＿＿＿＿とよばれ、予後不良である。

予防には⑨ [弱毒生 不活化 トキソイド] ワクチンである麻疹ワクチンが有効である。学校保健法により「解熱後⑩ [2 3] 日を経過するまで」出席停止となる。

012 ムンプス

次の文章の空欄に適切な語句を記入しなさい。また、[ ] に選択肢がある場合はそのなかから選びなさい

ムンプスウイルスは、① ＿＿＿＿＿＿＿＿＿科に分類される② [DNA RNA] ウイルスで、流行性耳下腺炎の原因ウイルスである。③ [空気 飛沫 接触] 感染経路で、ヒトからヒトへ伝播する。

鼻腔・上気道粘膜で増殖し、所属リンパ節に広がり、血中に入り（ウイルス血症）、全身の腺組織や神経組織に感染が広がる。流行性耳下腺炎は、俗に「④ ＿＿＿＿＿＿＿」とよばれる。患者は1〜4歳が多く、ほとんどが9歳までに感染するといわれている。

ウイルスに感染しても症状のない⑤ [顕性 不顕性] 感染もある。感染後16〜18日の潜伏期間を経て発熱し、片側または両側の⑥ ＿＿＿＿＿＿＿（唾液腺）の腫脹と疼痛が起こる。

合併症として、泌尿・生殖器がおかされ、男性では⑦ ＿＿＿＿＿＿＿、女性では⑧ ＿＿＿＿＿＿＿を発症することがある。中枢神経組織がおかされて、⑨ ＿＿＿＿＿＿＿や脳炎を発症することもある。とくに、ムンプスウイルスによる⑨の頻度は高い。また、高度の⑩ ＿＿＿＿＿＿＿を引き起こすこともある。聴神経が障害され、回復は期待できない。

流行性耳下腺炎は⑪［ **弱毒生　不活化　トキソイド** ］ワクチンであるムンプスワクチンを用いて予防することが可能である。とくに、⑩などの合併症の発生を予防するうえでもワクチン接種は重要である。学校保健法により⑫＿＿＿＿＿＿＿＿＿＿＿＿＿が消失するまで出席停止となる。

013 RSウイルス

次の文章の空欄に適切な語句を記入しなさい。また、［　］に選択肢がある場合はそのなかから選びなさい

　　RSウイルスは①＿＿＿＿＿＿＿＿＿＿＿科に分類される②［ **DNA　RNA** ］ウイルスである。小児、とくに乳幼児の肺炎など、気道感染症の重要な病原体であり、日本では、肺炎で入院治療を要する１歳未満の乳児の約半数がRSウイルスによる。乳幼児に重症の③［ **下　上** ］気道感染を起こし、年長児では軽症の④［ **下　上** ］気道感染（いわゆるかぜ）を起こす。主に⑤［ **夏　冬** ］季に流行する。肺の末端にまで炎症が及び、呼吸するときの吸気（息を吸う）は障害されないものの、呼気（息を吐く）に障害が起こることがある。２歳までの乳幼児に多く、これは⑥［ **上気道炎　咽頭炎　細気管支炎** ］とよばれる。RSウイルスに感染した乳幼児では呼吸困難を引き起こすことが多く、酸素投与や人工呼吸器による呼吸管理を要することも多い。

014 トガウイルス科・パラミクソウイルス科

風疹、麻疹、ムンプスに関する記述として正しいものをすべて選びなさい

a. 風疹、麻疹、ムンプスには有効な不活化ワクチンがある。

b. 近年、日本では風疹の流行は全くみられない。

c. 妊婦がムンプスウイルスに感染すると経胎盤経路で胎児にムンプスウイルスが感染する。

d. ムンプスの合併症として無菌性髄膜炎や難聴があげられる。

e. 風疹では口腔粘膜に粟粒大の白色斑（コプリック斑という）を生じる。

f. 麻疹の合併症として肺炎や脳炎（麻疹後脳炎）があげられる。

g. 麻疹ワクチンを接種すると二度と麻疹に罹らない。

h. 麻疹の潜伏期間は10〜14日である。

i. 麻疹に罹った場合には学校保健法により「解熱後３日を経過するまで」出席停止となる。

j. ムンプスに罹った場合には学校保健法により「耳下腺の腫脹が消失するまで」出席停止となる。

【解答】＿＿＿＿＿＿＿＿＿＿＿＿＿＿＿

015 狂犬病

次の文章の空欄に適切な語句を記入しなさい。また、[　]に選択肢がある場合はそのなかから選びなさい

　狂犬病ウイルスは、①＿＿＿＿＿＿＿＿＿＿科に分類される②[　DNA　RNA　]ウイルスであり③＿＿＿＿＿＿の原因ウイルスである。形態は、④＿＿＿＿＿＿型または円錐型で特徴的である。

　ほとんどすべての哺乳動物は狂犬病ウイルスに感受性がある。ヒトは狂犬病ウイルスに感染している⑤＿＿＿＿や⑥＿＿＿＿＿などの感染動物に咬まれて感染する。⑤が狂犬病ウイルスに感染すると凶暴になり（狂犬）、ヒトに咬みつく行動を起こすようになる。

　ヒトが狂犬に咬まれると、その唾液中に含まれる狂犬ウイルスが体内に侵入し、神経細胞に感染し、神経線維を伝わって中枢神経に達して重篤な肺炎を引き起こす。中枢神経で増殖したウイルスは神経末端に広がり、唾液腺、網膜、角膜、筋肉、皮膚などに感染が広がる。このような病態を狂犬病とよぶ。

　日本では、狂犬病は1958年以降発生していなかったが、2006年にフィリピンで感染したと考えられる狂犬病患者2名が報告された。しかし、日本およびハワイ、オーストラリア、ニュージーランド、イギリス、スカンジナビア諸国を除き、全世界で流行している。ヨーロッパ諸国、北米ではキツネ、アライグマ、オオカミ、⑥などの野生動物が感染源となっている。

　咬傷（こうしょう）を受けた後、平均して30〜90日の潜伏期間を経て、全身倦怠感、食欲不振、頭痛、精神不安で発症し、続いて幻覚、興奮、狂躁（きょうそう）状態を呈し、呼吸困難、嚥下困難、恐水（きょうすい）症状を起こす。発症すると死亡率はほぼ⑦＿＿＿＿＿％である。

　咬傷を受けたら、ただちに傷口を洗浄し、曝露後早期に⑧＿＿＿＿＿＿＿＿＿の接種と抗狂犬病ウイルス免疫⑨＿＿＿＿＿＿＿＿を投与するのが唯一の治療法である。狂犬病ワクチンは⑩＿＿＿＿＿＿＿ワクチンである。

　狂犬病は感染症法で⑪＿＿＿＿＿類感染症に指定されており、診断後

⑫[　ただち　7日以内　]に最寄りの保健所に届け出なければならない。また、日本では、飼い犬に対する予防接種が義務づけられている。

146

016 フラビウイルス科

次の図はフラビウイルス科に分類されるウイルスのヒトへの感染経路をそれぞれまとめたものである。語句群から各図に相当するウイルスをそれぞれ選びなさい

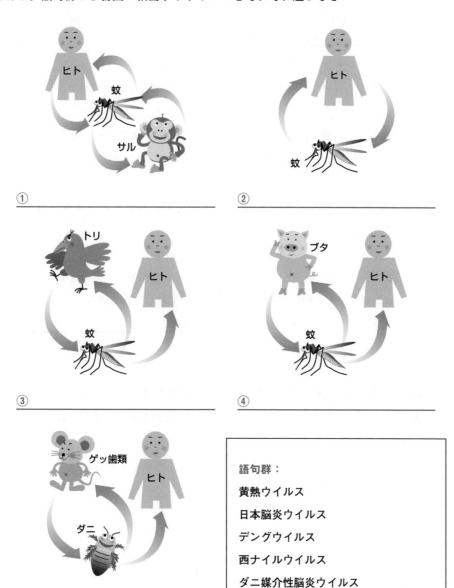

①_____

②_____

③_____

④_____

⑤_____

語句群：

黄熱ウイルス

日本脳炎ウイルス

デングウイルス

西ナイルウイルス

ダニ媒介性脳炎ウイルス

017 インフルエンザ

下記のインフルエンザウイルスに関する記述として正しいものをすべて選びなさい

- a. インフルエンザウイルスは膜タンパク（M）や核タンパク（NP)の抗原性によってA型、B型、C型に分類される。
- b. DNAウイルスなので抗原変異を起こしにくい。
- c. C型インフルエンザウイルスはヒトでは呼吸器感染症を起こさない。
- d. インフルエンザウイルス感染症の重篤な合併症として、インフルエンザ脳症やライ症候群がある。
- e. 日本（沖縄を除く）では通常は冬季に流行し、そのピークは1〜2月である。
- f. ザナミビル、オセルタミビルはA型およびB型インフルエンザに有効な抗ウイルス薬である。
- g. スペインかぜ（1918〜1919年）の原因ウイルスは、A型インフルエンザウイルス（H1N1）である。
- h. インフルエンザウイルスは高齢者では重症肺炎を起こすことがある。
- i. 妊婦が感染すると胎児に先天性インフルエンザウイルス感染症を引き起こすことがある。
- j. インフルエンザウイルス検出用の迅速診断キットが用いられている。

【解答】

018 2009年パンデミックインフルエンザ

下記の2009年パンデミックインフルエンザに関する文章のなかから正しいものをすべて選びなさい

- a. 季節性インフルエンザウイルスよりも病原性が高く高病原性である。
- b. オセルタミビルに耐性を示すものが多い。
- c. 中国が流行の源となった。
- d. ブタ由来のインフルエンザウイルスである。
- e. ニワトリ由来のインフルエンザウイルスである。
- f. RNAウイルスである。
- g. A型インフルエンザウイルスである。
- h. 赤血球凝集素としてH2を、ノイラミニダーゼとしてN2を有する。
- i. トリ型インフルエンザウイルスの受容体と結合しやすい。
- j. ヒト型インフルエンザウイルスの受容体と結合しやすい。

【解答】

019 高病原性鳥インフルエンザ

高病原性鳥インフルエンザウイルスと季節性A型インフルエンザウイルスA/H3N2を比較した下記の表の空欄に適切な語句を語句群から選んで記入しなさい

ウイルス	高病原性鳥インフルエンザウイルス（A/H5N1）	季節性A型インフルエンザウイルス（A/H3N2）
❶流行地	①	②
❷致死率	③	④
❸ヒトからヒトへの伝播性	⑤	⑥
❹主な感染部位	⑦	⑧
❺細胞の感染時に利用する受容体	⑨	⑩
❻感染源	⑪	⑫

語句群：❶世界的、寒冷地に限られる、限局的

❷0.1％以下、約2％、約50％

❸高い、同じ、低い

❹下気道粘膜、上気道粘膜、食道粘膜

❺ヒト型受容体（ガラクトースにα2-3結合しているシアル酸）、トリ型受容体（ガラクトースにα2-6結合しているシアル酸）

❻ヒト、ニワトリやアヒル、カモなどの水鳥

020 ウイルス性出血熱

下記の図は、ウイルス性出血熱の「エボラ出血熱とマールブルグ病」、「ラッサ熱」、「クリミア・コンゴ出血熱」、「南米出血熱」の流行地を示したものである。それぞれ流行地に適した病原体を書きなさい

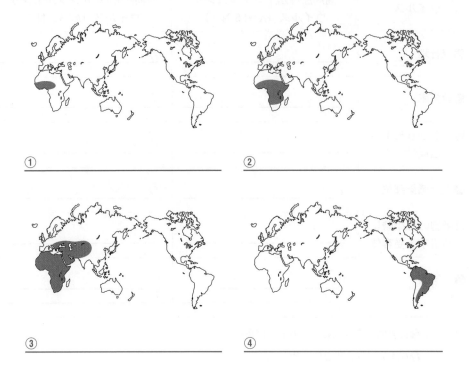

① _____

② _____

③ _____

④ _____

021 レトロウイルス科

ヒトTリンパ球指向性ウイルス1型（HTLV-1）とヒト免疫不全ウイルス（HIV）の特徴について表中の空欄に適切な語句を語句群から選び記入しなさい

ウイルス	HTLV-1	HIV
疾患	①	②
主な感染経路	③	④ ⑤
潜伏期間	⑥	⑦
治療	⑧	⑨
母子感染予防	⑩	⑪ ⑫
主な流行地	⑬	⑭
ワクチンの有無	⑮	⑯

語句群

疾患：SARS、成人T細胞白血病、後天性免疫不全症候群

主な感染経路：空気感染、性行為（男性→女性）あるいは授乳（母→子）、性行為（男性←→女性）
あるいは授乳（母→子）、飛沫感染、血液感染（注射針の使い回しなど）

潜伏期間：約10年、約20年、約30年、約50年

治療：抗HIV薬の投与、特異的治療はない

母子感染予防：授乳しない、妊婦への抗HIV薬の投与

主な流行地：環太平洋地域やカリブ海地域の一部、世界中

ワクチンの有無：あり、なし

022 ヒト免疫不全ウイルス

次の文章の空欄に適切な語句を語句群から選び記入しなさい。また、[　]に選択肢のある場合はそのなかから選びなさい

語句群：1、2、3、4、5、10、50、抗原、抗体、後天性免疫不全症候群、モンタニエ、ギャロ、アジア、アメリカ合衆国、ヨーロッパ、無症候性キャリア、逆転写酵素、母子、接触、チミジンリン酸化酵素、ウインドウ

　ヒト免疫不全ウイルス（human immunodeficiency virus、以下HIV）はレトロウイルス科に分類される①[　DNA　RNA　]ウイルスで、②＿＿＿＿＿＿＿＿＿＿＿＿＿＿（acquired immunodeficiency syndrome；AIDS、エイズ）の病原体である。リボ核酸（RNA）を鋳型にしてDNAを合成するための酵素である③＿＿＿＿＿＿＿＿＿＿を有するのが特徴である。

　1981年に、アメリカで男性同性愛者の間で免疫不全を起こす謎の疾患が発生し、翌年に注射を回し打ちする麻薬常用者や血液製剤を治療目的に使用する血友病患者にも同様の疾患が発生している事実が判明した。これが世界中で今なお続く②禍の始まりであった。HIVは1983年にパスツール研究所（フランス）の④＿＿＿＿＿＿博士によって初めてエイズの原因ウイルスとして発見された。HIVは血液（輸血や血液製剤の投与）、体液（性行為など）を介して感染する。また、水平感染のほかに垂直感染である⑤＿＿＿＿＿感染を起こすことも明らかになっている。各国で感染拡大防止策（抗HIV薬の投与など）が講じられ、とくにアフリカや⑥＿＿＿＿＿＿において流行が続いているものの、日本を含め新規患者報告数は減少傾向にある。

　HIVに感染すると、2～4週間以内にインフルエンザ様症状（発熱、咽頭痛、頭痛、全身倦怠感、リンパ節腫脹、筋肉痛など）が出現する。気がつかない場合、つまり不顕性である場合が多い。その後、感染者ではHIVに対する免疫が誘導されてHIVの増殖が抑えられ、血中HIV量が一時的に減少するものの、ウイルスは完全に排除されず、比較的長期間、無症状で経過する。このような状態のHIV感染者を⑦＿＿＿＿＿＿＿＿＿とよぶ。経過とともにHIVの増殖が免疫による抑制を上まわり、宿主細胞のヘルパーT細胞が次第に減少し、免疫不全状態に陥り、②が発症する。感染から②発症までの期間（いわゆる潜伏期間）は平均して⑧＿＿＿＿＿年と比較的長い。日和見感染発症によりエイズが発見される場合もある。

　診断は、⑨＿＿＿＿＿＿の検出による方法と⑩＿＿＿＿＿＿＿検査（HIV抗原検出ELISA、HIV分離、PCR法など）で行われる。感染後数週間はHIVが血液中に存在するものの⑨が検出されないため、⑨検出による診断方法は感染初期の診断には利用できない。このように感染直後の血中にHIVが存在し、さらに抗体が検出感度以下の期間を⑪＿＿＿＿＿＿期とよぶ。

　日本では「後天性免疫不全症候群の予防に関する法律（通称、エイズ予防法）」により

サーベイランスが実施されたが、同法は1999年に廃止された。現在では、②は感染症法で

⑫_____類感染症に指定されており、医師はHIV感染症の診断後

⑬[　ただち　7日以内　]に最寄りの保健所に届出なければならない。

023 後天性免疫不全症候群

後天性免疫不全症候群あるいはHIV感染症について誤っているものをすべて選びなさい

a. 後天性免疫不全症候群に有効なワクチンが開発され臨床応用されている。

b. 日常生活（無防備な性行為を除く）を送っているだけでは、未感染者は後天性免疫不全症候群患者からHIVに感染することはない。

c. 日本ではHIV感染者は増加傾向にある。

d. HIVに対する抗体が陰性であれば感染者ではない。

e. 日本では輸血による感染予防のために、献血中のHIVに対する抗体検査、HIV遺伝子検出検査が行われている。

f. 有効な抗HIV薬が開発され、その抗HIV薬を適切に投与することによりほとんどの患者において後天性免疫不全症候群を治癒させることができるようになった。

g. HIV感染予防にはコンドームの使用は有効で、また、経口避妊薬も有効である。

h. HIVはフランスパスツール研究所のモンタニエ博士により初めて発見された。

i. 後天性免疫不全症候群の患者が病院に入院した場合には隔離する必要がある。

【解答】_____

肝炎ウイルス

024 B型肝炎ウイルス

次の文章の空欄に適切な語句を語句群から選び記入しなさい

> 語句群：肝細胞がん、肝硬変、慢性、急性、劇症、HBワクチン、HBs、HBc、HBe、母子、飛沫、接触、DNA、RNA、血液

　B型肝炎ウイルス（HBV）は、肝炎ウイルスのなかで唯一の①_____ウイルスであり、3種類（HBs、HBc、HBe）の抗原をもつ。

　②_____抗原は血中に粒子として存在する。血中の②抗原が6か月以上持続して陽性の場合をHBVキャリア（無症候性の持続感染者）とする。

　HBc抗原はコア（ウイルス粒子内部構造）に存在するウイルス粒子構成タンパク質である。

　③_____抗原が血中に存在する場合、肝臓でHBVが増殖中であることを示し、血液に感染性HBVが含まれていることを示す。

153

HBVは主として④＿＿＿＿＿＿＿を介して感染する。成人がHBVに感染すると、通常1〜6か月の潜伏期間を経て、肝炎症状（全身倦怠感、食欲不振、発熱、悪心・嘔吐、黄疸など）を呈し、2〜4か月以内に治癒する〔⑤＿＿＿＿＿肝炎〕。まれに重症の⑥＿＿＿＿＿＿＿肝炎を起こすことがある。

　一方、HBVキャリアは、やがてB型肝炎ウイルスによる⑦＿＿＿＿＿＿肝炎を発症する。その約10％が⑧＿＿＿＿＿＿に進展し、さらにしばしば⑨＿＿＿＿＿＿＿＿＿を合併する。

　HBVの感染経路は⑩＿＿＿＿感染、血液を介しての感染、性行為を介しての感染である。HBVキャリアになるのは出生時に母親からHBVに産道感染した場合である。そのため母子感染予防が重要であり、⑩感染の予防として③抗原陽性の母親から生まれた児に抗HBsヒト免疫グロブリンの投与、⑪＿＿＿＿＿＿＿＿＿の接種が行われる。

　現在は、献血中のHBV抗体、抗原検査が行われ、危険な献血が排除されている。そのため、輸血による感染の危険性はほとんどない。治療はB型慢性活動性肝炎に対して抗ウイルス薬が用いられている。

025 C型肝炎ウイルス

次の文章の空欄に適切な語句を語句群から選び、記入しなさい。また、〔　〕に選択肢のある場合はそのなかから選びなさい

> 語句群：急性、慢性、腫瘍、肝細胞がん、肝硬変、一過性、持続、A、B、D、E、1、2、3、4、5、血液、パラミクソウイルス、ブニヤウイルス、フラビウイルス

　C型肝炎ウイルスは（HCV）、①＿＿＿＿＿＿＿＿＿科へパシウイルス属に分類される1本鎖②〔　DNA　RNA　〕ウイルスである。形態は、大きさが55〜65nmの③〔　砲弾　球　糸　〕状で、エンベロープをもつ。④＿＿＿＿＿型肝炎ウイルスと同様に、主として⑤＿＿＿＿＿＿や体液を介して感染が広がる。以前は輸血による感染が多かったが、輸血用血液のスクリーニングの実施によって、現在は輸血による感染はほとんどない。母子感染や性行為を介しての感染は④型肝炎ウイルスに比べると少ない。しかし、日本では毎年数千人の感染源、感染経路が明らかでないC型肝炎ウイルス感染者が発生している。

　感染後1〜3か月の潜伏期間を経て⑥＿＿＿＿＿＿肝炎を発症する。全身倦怠感、食欲不振、発熱、悪心・嘔吐、黄疸などを呈する。C型肝炎ウイルスは、免疫能の正常な成人が感染した場合でも⑦＿＿＿＿＿＿感染しやすく、⑧＿＿＿＿＿＿肝炎になりやすい。エンベロープの糖タンパク質の遺伝子領域に変異が生じやすい部分（超可変領域という）があり、⑨〔　中和抵抗性　薬剤耐性　温度感受性　〕変異とよばれる機序で変異株ウイルスが生じ、それにより免疫反応から逃れてC型肝炎ウイルスの感染が持続し、⑧化しやすいと考えられている。

免疫によって感染細胞が早期に排除されると、一過性の⑥肝炎で治癒する場合もある。しかし、50〜80%が⑧肝炎に移行し、10〜20年を経過して⑩＿＿＿＿＿＿＿＿に進展する。⑪＿＿＿＿＿＿＿＿を合併する場合も多い。つまり、C型肝炎ウイルスは⑫＿＿＿＿＿＿＿ウイルスの1つである。

近年、抗ウイルス薬による治療が可能になり、高い治癒率の治療効果が得られるようになった。

C型肝炎は感染症法で⑬＿＿＿＿＿類感染症に指定されており、診断後、

⑭ ［　ただち　7日以内　］に最寄りの保健所に届出なければならない。

026 肝炎ウイルス感染症

肝炎ウイルス感染症について正しい文章をすべて選びなさい

a. C型肝炎ウイルスはフラビウイルス科のRNAウイルスである。

b. A型肝炎ウイルスは肝細胞がんを引き起こすことがあり、腫瘍ウイルスの1つである。

c. B型肝炎ウイルスは肝細胞がんを引き起こすことがあり、腫瘍ウイルスの1つである。

d. C型肝炎ウイルスは肝細胞がんを引き起こすことがあり、腫瘍ウイルスの1つである。

e. A型肝炎には有効な抗ウイルス薬が開発されている。

f. C型肝炎には感染予防に有効なワクチンが開発されている。

g. E型肝炎ウイルスには主に血液を介して感染する。

h. A型肝炎ウイルスとE型肝炎ウイルスは食中毒の原因として重要である。

i. B型肝炎には感染予防に有効なワクチンが開発されている。

j. A型肝炎ウイルスはピコルナウイルス科のRNAウイルスである。

【解答】

ウイルス感染症の臨床

027 小児の呼吸器感染症

小児の呼吸器感染症の原因ウイルスとして重要なものをすべて選びなさい

a. 単純ヘルペスウイルス1型

b. RSウイルス

c. ヒトヘルペスウイルス6型

d. ライノウイルス

e. インフルエンザウイルス

f. ムンプスウイルス

g. ヒトコロナウイルス

h. ロタウイルス

i. ノロウイルス

j. アデノウイルス

【解答】

028 免疫不全とウイルス感染症

次の文章の空欄に適切な語句を語句群から選び記入しなさい

> 語句群：心筋炎、肺炎、網膜炎、単純疱疹、帯状疱疹、単純ヘルペスウイルス１型、アデノウイルス、
> JC ウイルス、ヒトヘルペスウイルス８型、アシクロビル、ガンシクロビル、潜伏感染

近年、免疫抑制剤や抗がん薬を投与されている免疫不全患者が増えている。また、白血病の治療の１つとして骨髄移植を受ける患者が増加している。そのような免疫不全患者では、①＿＿＿＿＿＿＿＿＿しているウイルスが活動を開始（再活性化）して、さまざまな重篤な疾患を引き起こすことがある。原病の治療の経過がよくても、合併症としてのウイルス感染症で命を落すことがある。

サイトメガロウイルスは②＿＿＿＿＿＿＿や③＿＿＿＿＿＿＿を、水痘・帯状疱疹ウイルスは④＿＿＿＿＿＿＿を、⑤＿＿＿＿＿＿＿＿は進行性多巣性白質脳症（PML）を引き起こし、治療に難渋する。

サイトメガロウイルスによる肺炎や網膜炎には⑥＿＿＿＿＿＿＿＿＿が、帯状疱疹には⑦＿＿＿＿＿＿＿＿が有効である。しかし、進行性多巣性白質脳症には有効な薬剤がない。

029 ウイルスと疾患

次の表中の疾患と関連の深いウイルスをあげなさい

疾患	ウイルス
伝染性紅斑	① _____
水痘	② _____
性器ヘルペス	③ _____
急性出血性膀胱炎	④ _____
咽頭結膜熱	⑤ _____
進行性多巣性白質脳症(PML)	⑥ _____
尖圭コンジローマ	⑦ _____
胎児水腫	⑧ _____
伝染性単核症	⑨ _____
カポジ肉腫	⑩ _____

030 新興ウイルス感染症

2003年に世界的に流行したSARSと、2003年から2023年現在でも流行が続いている高病原性A型鳥インフルエンザウイルス（H5N1）感染症に関する文章である。空欄に適切な語句を語句群から選び記入しなさい

> 語句群：1999、2000、2001、2002、2003、2004、中国南部（広東省）、中国国内、ベトナム、シンガポール、カナダ、日本、80、800、900、3000、8000、80000、ニパウイルス、SARSコロナウイルス1型、新型インフルエンザウイルス、アジア、アメリカ、ヨーロッパ、アフリカ、市中感染症、新興感染症、人獣共通感染症、院内感染、バイオテロリズム

　重症急性呼吸器症候群（SARS）は、① _____ 年冬に中国南部（広東省）を源として流行が始まり、② _____ 年には、香港、③ _____ 、④ _____ 、⑤ _____ 、⑥ _____ など、世界中に感染が拡大した。世界中で⑦約 _____ 人の患者が発生し、⑧約 _____ 人が死亡した。その多くは中国で発生した。原因ウイルスは新規のウイルスとして発見された⑨ _____ であった。SARS患者が入院した病院で医療スタッフが感染

157

して、SARS患者が増加した。このような病院内で医療スタッフやほかの患者に感染が拡大することを⑩＿＿＿＿＿＿＿＿という。SARS流行は2003年6月に終息したが2003年から2004年の冬に4名のSARS患者が広東省で確認された。その後、SARSの発生は確認されていない。

　一方、2003年からアジアを中心に、ニワトリなどの鳥類の間で高病原性A型鳥インフルエンザウイルス（H5N1）感染症が広がり、ヒトも感染して死亡者が出ている。高病原性A型鳥インフルエンザ（H5N1）感染症は、⑪＿＿＿＿＿＿＿＿だけでなく、ヨーロッパ、中近東、⑫＿＿＿＿＿＿と流行地に広がりをみせている。

　高病原性A型鳥インフルエンザウイルス（H5N1）は、トリの間で感染しやすいウイルスであるが、ヒトの間で伝播しやすい性質を獲得して、世界的な大流行を引き起こす危険性が指摘されている。

　SARSのように、新たに出現した感染症を⑬＿＿＿＿＿＿＿＿＿という。SARSコロナウイルス1型や高病原性A型鳥インフルエンザ（H5N1）は、もともと動物のウイルスであり、それがヒトに感染して病気を起こしている。このような感染症を⑭＿＿＿＿＿＿＿＿＿＿という。

031 新興ウイルス感染症

2019年暮れに中国・武漢市で流行しはじめた新型コロナウイルス感染症（coronavirus disease 2019, COVID-19）は、瞬く間に世界規模の流行に発展した。以下の文章はCOVID-19に関するものである。空欄に適切な語句を語句群から選び記入しなさい。

> 語句群：ヒト、コウモリ、ネズミ、COVID-19、MERS、SARS、季節性インフルエンザ、
> 　　　　エボラ出血熱、狂犬病、北京、武漢市、香港、0.5、5、50、弱毒性ワクチン、
> 　　　　成分ワクチン、メッセンジャーRNAワクチン、1、2、3、4、緊急事態宣言、
> 　　　　ロックダウン、非常事態宣言、アルファ、武漢、オミクロン

　新型コロナウイルス感染症（coronavirus disease 2019, COVID-19）は、①＿＿＿＿＿＿由来ウイルスと考えられている。SARSの原因ウイルスであるSARSコロナウイルス1型とウイルス学的特徴において高い類似性を有する新規の②＿＿＿＿＿＿＿コロナウイルス2型による感染症である。新型コロナウイルス感染症（COVID-19）は2019年12月に中国・③＿＿＿＿＿＿から始まり、瞬く間に世界規模の流行になった。新型コロナウイルス感染症（COVID-19）患者の多くは、インフルエンザ様初期症状に始まり、重症患者は呼吸不全症状を示し、死亡する場合もとても多く、致命率は国によって異なるが、おおよそ④＿＿＿＿％であった。新型コロナウイルス感染症（COVID-19）ワクチン開発が強力に推し進められ、⑤＿＿＿＿＿＿＿＿＿＿等が用いられるようになり、ワクチン接種が進むにつれて、その致命率は徐々に低下した。新型コロナウイルス感染症（COVID-19）は、当

初感染症法においては⑥＿＿＿＿＿＿類感染症相当の感染症に分類され、隔離を基本とした対策、人々の活動を抑制して流行を抑制するための新型コロナウイルス感染症⑦＿＿＿＿＿＿＿＿に基づく対策などが強力に実施された。しかし、2022年に入ると、SARSコロナウイルス２型⑧＿＿＿＿＿＿株による新型コロナウイルス感染症（COVID-19）が大規模に流行するとともに、一方で致命率が大幅に低下した。それらのことにより2023年５月には感染症法における⑥類感染症相当の疾患から⑨＿＿＿＿＿＿＿＿＿＿と同様に５類感染症に分類が変更された。致命率の高さ、ヒトからヒトへの比較的高い伝播性、世界規模の流行など、新型コロナウイルス感染症（COVID-19）はとても大きな影響を社会に与えた。

032 新興ウイルス感染症

以下の文章は、重症熱性血小板減少症候群（SFTS）に関する説明文である。次の問いに答えなさい

　重症熱性血小板減少症候群（severe fever with thrombocytopenia syndrome：SFTS）は、ブニヤウイルス科フレボウイルス属に分類されるSFTSウイルス（SFTSV）による全身感染症である。マダニ（フタトゲチマダニやタカサゴキララマダニ）が媒介する。

　ヒトはSFTSVを保有するマダニに刺咬されることによって感染する。中国で発見された感染症で2011年に報告され、2013年には日本および韓国でもSFTSが流行していることが明らかにされた。SFTSは致死率のきわめて高い感染症である。

　日本では西日本で患者発生が報告されている。2013年には40人の、2014年には60人を超える患者が最近では毎年100人を超える患者が報告されている。マダニの活動が高まる春から夏および秋に流行する。患者の多くは壮齢・高齢者である。

　潜伏期間は５〜14日で、発熱や消化器症状、頭痛、筋肉痛、神経症状、リンパ節腫脹、出血症状などの症状が出現する。出血症状、神経症状が認められる場合には予後不良である。末梢血液検査では血小板減少や白血球減少が認められる。

❶SFTSに関する記述として、正しい組み合わせを選びなさい。

> a．都市部に発生することが多い。
> b．SFTS患者全てにおいてマダニに咬まれた痕がある。
> c．効果のあるワクチンが存在する。
> d．致死率が10〜30％と高い。
> e．人獣共通感染症である。

1．aとb　　2．bとc　　3．cとd　　4．dとe　　5．eとa

【解答】

❷SFTSの記述として、<u>誤っている</u>ものの組み合わせを選びなさい。

---

  a．ヒトからヒトに感染経路は接触感染である。

  b．原因ウイルスはRNAウイルスである。

  c．出血傾向が認められることが多い。

  d．フタトゲチマダニだけが媒介する。

  e．北海道でも流行している。

1．aとb 2．bとc 3．cとd 4．dとe 5．eとa

【解答】

❸SFTSの記述として、正しいものをすべて選びなさい。

 a．空気感染する。

 b．主な流行国は中国、韓国、日本である。

 c．小児に多い感染症である。

 d．蚊が媒介することがある。

 e．腎不全や循環不全を伴うことが多い。

 f．歯肉出血や下血等の消化管出血が認められることが多い。

 g．咳、鼻水等の症状が認められることが多い。

 h．西日本に多くの患者発生が認められる。

 i．感染症法により4類感染症に指定されている。

 j．冬に流行する。

【解答】

⑫-01 痘瘡について誤っている文章を選びなさい

1．痘瘡ウイルスは二本鎖DNAウイルスである。
2．地球上から根絶された感染症である。
3．ロベルト・コッホによりワクチンが開発された。
4．類似疾患にヒトエムポックスウイルス感染症（ヒトサル痘）がある。

[　　　　　]

⑫-02 単純ヘルペスウイルス感染症について正しい文章を選びなさい

1．αヘルペスウイルス亜科に分類されるRNAウイルスである。
2．単純ヘルペスウイルス1型は潜伏感染を起こす。
3．有効な抗ウイルス薬がない。
4．有効なワクチンが開発され使用されている。

[　　　　　]

⑫-03 単純ヘルペスウイルス2型感染症について正しい文章を2つ選びなさい

1．性感染症の重要な病原体の1つである。
2．母子感染による新生児ヘルペスの原因ウイルスである。
3．急性感染では急性歯肉口内炎を引き起こす。
4．有効なワクチンが開発され使用されている。

[　　　　　]

⑫-04 水痘について誤っている文章を選びなさい

1．感染予防に有効なワクチンが開発されている。
2．健康な小児では比較的良性の熱性発疹性疾患である。
3．潜伏期間は約2週間である。
4．帯状疱疹はとくに小児に多い。

[　　　　　]

⑫-05 水痘の症状はどれか（第106回、2017）

1．耳下腺の腫脹
2．両頬部のびまん性紅斑
3．水疱へと進行する紅斑
4．解熱前後の斑状丘疹性発疹

[　　　　　]

⑫-06 サイトメガロウイルス感染症について誤っている文章を選びなさい

1．多くは不顕性感染である。
2．日本人の多くは小児期にサイトメガロウイルスに感染する。
3．妊婦がサイトメガロウイルスに初めて感染すると、胎児に感染することがある。
4．有効なワクチンが開発され使用されている。

[　　　　　]

⑫-07 サイトメガロウイルス感染症について誤っている文章を選びなさい

1．一度感染すると体内に潜伏感染する。
2．有効な抗ウイルス薬がない。
3．ヘルペスウイルス科に分類される。
4．免疫不全患者に重篤な肺炎や網膜炎を起こす。

[　　　　　]

⑫-08 次のなかから腫瘍ウイルスを選びなさい

1．A型肝炎ウイルス
2．B型肝炎ウイルス
3．D型肝炎ウイルス
4．E型肝炎ウイルス

[　　　　　]

⑫-09 ウイルスが原因と考えられない悪性腫瘍を下記の疾患から選びなさい

1．脳腫瘍
2．バーキットリンパ腫
3．子宮頸がん
4．肝細胞がん

[　　　　　]

⑫-10 病原ウイルスと疾患の正しい組み合わせを選びなさい

1．急性出血性膀胱炎――単純ヘルペスウイルス2型
2．上咽頭がん――――――EBウイルス
3．急性弛緩性麻痺（小児麻痺）――ヒトパルボウイルスB19
4．細気管支炎――――――アデノウイルス1型

[　　　　　]

12-11 小児の呼吸器ウイルス感染症の主な原因ウイルスを選びなさい
1．ノロウイルス
2．ロタウイルス
3．RSウイルス
4．ヒトヘルペスウイルス 6 型

[　　　　　　　]

12-12 流行性角結膜炎の原因はどれか（第105回、2016）
1．淋　菌
2．緑膿菌
3．クラミジア
4．アデノウイルス
5．ヘルペスウイルス

[　　　　　　　]

12-13 病原ウイルスと疾患の組み合わせで誤っているものを選びなさい
1．伝染性単核症──ヒトパルボウイルスB19
2．突発性発疹───ヒトヘルペスウイルス 6 型
3．手足口病────エンテロウイルス
4．エボラウイルス─出血熱

[　　　　　　　]

12-14 次の疾患のなかから人獣共通感染症でないものを選びなさい
1．西ナイル脳炎
2．日本脳炎
3．高病原性A型鳥インフルエンザウイルス感染症
4．麻疹

[　　　　　　　]

12-15 有効なワクチンが開発されている肝炎ウイルスを選びなさい
1．B型肝炎ウイルス
2．C型肝炎ウイルス
3．D型肝炎ウイルス
4．E型肝炎ウイルス

[　　　　　　　]

12-16 EBウイルスによる感染症（疾患）でないものを選びなさい
1．伝染性単核症
2．バーキットリンパ腫
3．上咽頭がん
4．カポジ肉腫

[　　　　　　　]

12-17 産道感染を起こさないウイルスを選びなさい
1．単純ヘルペスウイルス 1 型
2．単純ヘルペスウイルス 2 型
3．B型肝炎ウイルス
4．ヒトパルボウイルスB19

[　　　　　　　]

12-18 弱毒生ワクチンで感染予防が可能な疾患を選びなさい
1．水痘
2．日本脳炎
3．突発性発疹
4．B型肝炎

[　　　　　　　]

12-19 性感染症の病原体でないものを選びなさい
1．ヒト免疫不全ウイルス（HIV）
2．ヒトパピローマウイルス
3．単純ヘルペスウイルス 2 型
4．EBウイルス

[　　　　　　　]

12-20 ヒト免疫不全ウイルス（HIV）が感染する細胞はどれか（第102回、2013年）
1．好中球
2．形質細胞
3．Bリンパ球
4．ヘルパー（CD 4 陽性）Tリンパ球
5．細胞傷害性（CD 8 陽性）Tリンパ球

[　　　　　　　]

12-21 性行為で感染するのはどれか（第93回、
　　　2004年）
1．水痘・帯状疱疹ウイルス
2．ヒトパルボウイルスB19
3．コクサッキーウイルス
4．B型肝炎ウイルス

[　　　　　　]

12-22 後天性免疫不全症候群（エイズ）について
　　　正しい文章を選びなさい
1．原因ウイルスであるHIVは、RNAからDNA
　　を合成する逆転写酵素をもつ。
2．抗HIVワクチンの開発と応用によりエイズ患
　　者は減少傾向にある。
3．飛沫感染経路で感染が拡がることがある。
4．世界的にエイズ患者は未だに増加傾向にあ
　　る。

[　　　　　　]

12-23 後天性免疫不全症候群（エイズ）について
　　　正しい文章を選びなさい
1．院内感染を予防するにはエイズ患者は隔離さ
　　れるべきである。
2．主な感染経路は無防備なセックスや注射針の
　　使い回しだけである。
3．有効な抗HIV薬が開発されている。
4．母子感染は起こらない。

[　　　　　　]

12-24 ヒトTリンパ球指向性ウイルス1型（HTLV-
　　　1）について誤っているものを選びなさい
1．日本では九州に感染者が比較的多い。
2．腫瘍ウイルスの1つである。
3．HTLV-1感染者の多くは不顕性（症状を呈さ
　　ない）である。
4．母子感染は起こらない。

[　　　　　　]

12-25 アデノウイルスによる疾患と考えられない
　　　ものを選びなさい
1．咽頭結膜熱
2．急性出血性膀胱炎
3．消化器感染症（下痢症）
4．手足口病

[　　　　　　]

12-26 インフルエンザウイルスについて正しい文
　　　章を選びなさい
1．A型、B型の2つの型のインフルエンザウイ
　　ルスだけがヒトに気道感染症を起こす。
2．B型インフルエンザウイルスは膜に存在する
　　赤血球凝集素（H）とノイラミニダーゼ（N）
　　の抗原性により亜型が分類される。
3．有効な抗インフルエンザウイルス薬が開発さ
　　れている。
4．スペインかぜ（1918から1919年に流行した）
　　はA型インフルエンザウイルス（H3H2）に
　　よる世界規模の感染症であった。

[　　　　　　]

12-27 RSウイルスについて誤っている文章を選
　　　びなさい
1．RNAウイルスである。
2．乳幼児に重篤な呼吸器感染症を引き起こすウ
　　イルスの1つである。
3．成人でも感染するが軽いかぜで終わることが
　　多い。
4．通常夏の暖かい季節に流行する。

[　　　　　　]

12-28 ポリオについて正しい文章を選びなさい
1．4つの血清型が存在する。
2．ポリオウイルスに感染すると必ず急性弛緩性
　　麻痺（小児麻痺）を発症する。
3．日本では根絶されているのでワクチン接種は
　　中止されている。
4．現在でも流行している地域がある。

[　　　　　　]

12-29 フラビウイルス科ウイルスにおけるウイル
　　　スと宿主、媒介生物の組み合わせから正し
　　　いものを選びなさい
1．日本脳炎ウイルス———ブタ———蚊
2．西ナイルウイルス———ウマ———蚊
3．デングウイルス———トリ———蚊
4．黄熱ウイルス———サル・ヒト———ダニ

[　　　　　　]

主な病原ウイルスとウイルス感染症 ● 実践問題

12-30 HIV感染者への生活指導で正しいのはどれか（第94回、2005年）
1．抗HIV薬は隔日内服が基本である。
2．申請によって身体障害者手帳を利用できる。
3．使用した食器はエタノール消毒をする。
4．CD4陽性リンパ球数の増加時には安静が必要である。
[　　　　　]

12-31 日本国内から排除されておらず、ワクチンの2回接種を推進している感染症はどれか（第101回、2012年）
1．麻疹
2．破傷風
3．ジフテリア
4．急性灰白髄炎
[　　　　　]

12-32 ウイルスが原因で発症するのはどれか（第100回、2011年）
1．多発性骨髄腫
2．鉄欠乏性貧血
3．再生不良性貧血
4．成人T細胞白血病
[　　　　　]

12-33 消化器感染症の原因ウイルスとして不適切なものを選びなさい
1．ロタウイルス
2．アデノウイルス
3．ノロウイルス
4．RSウイルス
[　　　　　]

12-34 B型肝炎について誤っている文章を選びなさい
1．B型肝炎ウイルスは母子感染を起こすことがある。
2．無症候性キャリアでは慢性肝炎、肝硬変、肝細胞がんと進行することがある。
3．B型肝炎ウイルスに感染すると重篤な劇症肝炎を発症することがある。
4．有効な抗ウイルス薬により必ず治癒するようになった。
[　　　　　]

12-35 ウイルス性出血熱について誤っている文章を選びなさい
1．エボラウイルスはフィロウイルス科に分類される紐状の形態をしたウイルスである。
2．ラッサ熱は南アメリカ地域に流行する風土病である。
3．クリミア・コンゴ出血熱ウイルスはダニによって媒介される。
4．ラッサウイルスの宿主はげっ歯類である。
[　　　　　]

12-36 次のウイルスと疾患の組み合わせとして誤っているものを選びなさい
1．マールブルグウイルス——————出血熱
2．ハンタウイルス—————腎症候性出血熱
3．SARSコロナウイルス1型—急性出血性膀胱炎
4．高病原性A型鳥インフルエンザウイルス—重症肺炎
[　　　　　]

12-37 次の疾患と合併症の組み合わせとして不適切なものを選びなさい
1．水痘—————難聴
2．ムンプス————睾丸炎
3．風疹—————先天性風疹症候群
4．麻疹—————脳炎
[　　　　　]

12-38 血液感染するのはどれか（第97回、2008年）
1．結核
2．A型肝炎
3．B型肝炎
4．インフルエンザ
[　　　　　]

12-39 日本のノロウイルスによる食中毒で正しいのはどれか（第100回、2011年）
1．12〜3月に最も多い。
2．潜伏期間は3〜6時間である。
3．感染した鶏肉の摂取によることが最も多い。
4．病原性大腸菌によるものよりも患者数は少ない。
[　　　　　]

12-40 経口感染する肝炎はどれか（第101回、2012年）

1．A型肝炎
2．B型肝炎
3．C型肝炎
4．D型肝炎

[　　　　　]

12-41 2009年パンデミックインフルエンザウイルスについて誤っている文章を選びなさい

1．ブタ由来のインフルエンザウイルスである。
2．A型インフルエンザウイルス（H1N1）である。
3．細胞に感染する場合、主にヒト型受容体を利用する。
4．高原病性で致死率が高い。

[　　　　　]

12-42 高病原性鳥インフルエンザウイルスA/H5N1について正しい文章を選びなさい

1．これまで1万人以上の同ウイルス感染者が報告されている。
2．ヒトでの致死率は約50％である。
3．ヒトからヒトへの感染が拡がりやすい。
4．細胞に感染する場合、主にヒト型受容体を利用する。

[　　　　　]

12-43 ヒトパピローマウイルスワクチンの接種対象者として正しいものを選びなさい

1．2歳までの乳幼児
2．12歳前後の女性
3．15～18歳までの女性
4．20歳代の女性

[　　　　　]

12-44 新型コロナウイルス感染症（COVID-19）の病原体はどれか

1．SARSコロナウイルス1型
2．ヒトコロナウイルス
3．SARSコロナウイルス2型
4．MERSコロナウイルス

[　　　　　]

12-45 新型コロナウイルス感染症（COVID-19）の特徴として誤っている文章を選びなさい

1．動物由来ウイルス感染症である。
2．中国から流行が始まった。
3．ヒトからヒトへの伝播リスクが高いのは発症初期である。
4．年齢が低いほど、重症化リスクは高まる。

[　　　　　]

12-46 新型コロナウイルス感染症（COVID-19）流行初期の感染症法上の位置づけを選びなさい

1．2類感染症（相当）
2．3類感染症（相当）
3．4類感染症（相当）
4．5類感染症（相当）

[　　　　　]

12-47 新型コロナウイルス感染症（COVID-19）流行の始まりの年と場所の組合せで正しいものを選びなさい

1．2019年―――――――北京市（中国）
2．2020年―――――――武漢市（中国）
3．2022年―――――――南アフリカ
4．2019年―――――――武漢市（中国）

[　　　　　]

12-48 2022－2023年に発生したエムポックスウイルス感染症が世界的規模の流行に発展した背景として正しいものを選びなさい

1．エムポックスウイルスの病原性が高まった。
2．エムポックスウイルスの伝播性が高まった。
3．エムポックスウイルスがmen who have sex with men（MSM）コミュニティの中に入り込んだ。
4．エムポックスウイルスを有する動物の生息域が世界規模に広がった。

[　　　　　]

13 プリオンと プリオン症

001 クロイツフェルト・ヤコブ病

次の文章の空欄に適切な語句を記入しなさい

クロイツフェルト・ヤコブ病（CJD）患者は、①＿＿＿＿＿＿＿＿＿＿＿＿＿＿が脳に

②＿＿＿＿＿＿＿し、神経細胞の変性・脱落が起こり、脳組織は空胞が生じて

③＿＿＿＿＿＿＿になっている。CJDは致死的な神経変性疾患である。

　CJDには、原因不明の④＿＿＿＿＿＿性、家族性、⑤＿＿＿＿＿＿性の３つのタイプ
がある。④CJDは一般的に50歳以降に歩行障害、視覚障害、精神症状で発症し、急速に認知
障害が進行し、全身のミオクローヌス（突発的な筋肉の不随意収縮）、脳波異常（脳の全域
に周期的、同期的に高振幅鋭波が現れる）を頻発し、無動無言状態となり、１〜２年で死亡
する。

　角膜移植、⑥＿＿＿＿＿＿＿＿＿＿＿、⑦＿＿＿＿＿＿＿＿＿＿＿＿＿な
どの医療行為に伴ってプリオンに感染してCJDを発症した医原性CJDが確認されている。日
本では⑥によって発症したCJD患者が他国に比べて多数報告されている。

002 変異型クロイツフェルト・ヤコブ病

変異型クロイツフェルト・ヤコブ病（CJD）について正しい文章をすべて選びなさい

a. スクレイピーはヒツジの神経変性性プリオン病である。

b. 牛海綿状脳症は牛における神経変性性プリオン病である。

c. 牛海綿状脳症罹患牛の肉を食すると変異型CJDを必ず発症する。

d. 変異型CJDの発症年齢は中年以降である。

e. 変異型CJDの発症年齢は比較的若い年齢層である。

f. 日本でも変異型CJD患者が多数報告されている。

g. 変異型CJDは1970年代から知られている疾患である。

h. 変異型CJDの流行は1990年代からのアメリカでの牛海綿状脳症牛の増加と関係してい
る。

i. 日本では牛の牛海綿状脳症は報告されていない。

j. 変異型CJDは治ることがある。

【解答】＿＿＿＿＿＿＿＿

⓭-01 プリオン病に関する正しい組み合わせを選びなさい

1．スクレイピー――――――――牛
2．変異型クロイツフェルト・ヤコブ病―ヒツジ
3．クロイツフェルト・ヤコブ病――――ヒト
4．クール―病―――――――――ヒツジ

[　　　　　]

⓭-02 医原性クロイツフェルト・ヤコブ病の原因として報告されていないものを選びなさい

1．ワクチン接種
2．乾燥脳硬膜移植
3．角膜移植
4．下垂体抽出成長ホルモン投与

[　　　　　]

⓭-03 変異型クロイツフェルト・ヤコブ病について誤っている文章を選びなさい

1．若年層に比較的多い。
2．牛における牛海綿状脳症の増加と関連している。
3．変異型クロイツフェルト・ヤコブ病は致死的疾患である。
4．変異型クロイツフェルト・ヤコブ病は完治することがある。

[　　　　　]

⓭-04 プリオン疾患と流行地の組み合わせで誤っているものを選びなさい

1．乾燥脳硬膜移植による医原性クロイツフェルト・ヤコブ病―――ニュージーランド
2．クール―病―――――パプアニューギニア
3．変異型クロイツフェルト・ヤコブ病―――ヨーロッパ
4．牛海綿状脳症―――イギリス

[　　　　　]

⓭-05 クロイツフェルト・ヤコブ病で正しいのはどれか（第95回、2006年）

1．現時点では根治療法がない。
2．性的接触によって感染する。
3．病原体はウイルスである。
4．項部強直がみられる。

[　　　　　]

⓭-06 牛海綿状脳症（BSE）対策のため、牛の食肉処理の際に除去・焼却が法令上義務化されている部位はどれか（第101回、2012年）

1．胆嚢
2．頬肉
3．脊髄
4．大腸

[　　　　　]

⓭-07 牛海綿状脳症（BSE）に対する食品安全対策の目的はどれか（第100回、2011年）

1．A型肝炎の予防
2．鳥インフルエンザの予防
3．サルモネラによる食中毒の予防
4．クロイツフェルト・ヤコブ病の予防

[　　　　　]

さくいん

新訂版 パワーアップ問題演習 微生物学 第2版

著者	西條政幸
発行人	中村雅彦
発行所	株式会社サイオ出版
	〒101-0054
	東京都千代田区神田錦町 3-6 錦町スクウェアビル 7 階
	TEL 03-3518-9434　FAX 03-3518-9435
カバーデザイン	Anjelico
DTP	株式会社メデュ ーム
本文イラスト	井出三佐雄、鈴木弘子、株式会社日本グラフィックス
印刷・製本	株式会社朝陽会

2015年 3 月 25 日　第 1 版第 1 刷発行
2021年 2 月 25 日　第 1 版第 6 刷発行
2024年 3 月　5 日　第 2 版第 1 刷発行

ISBN 978-4-86749-020-4　　ⓒ Masayuki Saijyo
●ショメイ：シンテイバンパワーアップモンダイエンシュウビセイブツガクダイ 2 ハン
乱丁本、落丁本はお取り替えします。

別冊 パワーアップ問題演習 微生物学 第2版

解答・解説

1 微生物学のあゆみ

001 微生物の定義
①原虫 ②真菌 ③細菌 ④ウイルス ⑤光学 ⑥電子 ⑦ウイルス ⑧原核 ⑨真核 ⑩核 ⑪リボソーム ⑫小胞体 ⑬真核 ⑭真核 ⑮原核 ⑯下等真核

002 微生物の大きさ
ウイルス

003 微生物の性質
d

004 原核生物・真核生物
原核生物：細菌
真核生物：真菌、原虫
どちらにも属さない：ウイルス、プリオン

005 原核生物・真核生物
b、c、d

006 顕微鏡の開発
レーウェンフック

007 白鳥の首フラスコの実験
①パスツール ②腐敗 ③煮沸 ④低温殺菌法

008 パスツール
d

009 近代微生物学の始まり
①コッホ ②結核 ③コレラ ④破傷風 ⑤ペスト ⑥赤痢 ⑦志賀毒素

010 コッホの業績
①液体 ②多 ③選択的 ④コッホ ⑤固形 ⑥コロニー（集落） ⑦1 ⑧純粋 ⑨病変 ⑩動物 ⑪4

011 コッホの4原則
b

012 コッホの4原則
c

013 コッホの業績
a、d、e

014 ウイルスの発見
①イワノフスキー ②タバコモザイク病 ③濾過性病原体 ④ウイルス ⑤口蹄疫 ⑥リード ⑦黄熱

015 微生物の発見

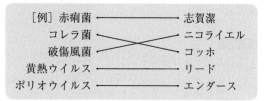

[例] 赤痢菌 ——— 志賀潔
コレラ菌 ⤬ ニコライエル
破傷風菌 ⤬ コッホ
黄熱ウイルス ——— リード
ポリオウイルス ——— エンダース

016 微生物の発見
イワノフスキー

017 ワクチン開発の歴史
①ジェンナー ②牛痘 ③痘瘡 ④パスツール ⑤ニワトリコレラ菌 ⑥狂犬病 ⑦ワクチネーション ⑧ワクチン

018 微生物の研究
ジェンナー

019 微生物の研究
b

020 抗毒素血清療法
①北里柴三郎 ②ジフテリア ③抗毒素抗体 ④抗毒素血清

021 抗菌薬の開発
①エールリッヒ ②秦佐八郎 ③サルバルサン ④フレミング ⑤ペニシリン ⑥フローリー ⑦ストレプトマイシン ⑧エリスロマイシン

022 消毒法・抗菌薬の開発
①リスター ②エールリッヒ ③秦佐八郎 ④フレミング ⑤ドマク

023 微生物学の歴史
①d ②レーウェンフック ③e ④ジェンナー ⑤b ⑥パスツール ⑦c ⑧コッホ ⑨a ⑩フレミング

024 抗ウイルス薬の開発
①エリオン（GB Elion）　②アシクロビル　③水痘・帯状疱疹ウイルス

実践問題

1-01 4

　初めて微生物を見たのはオランダの一市民、レーウェンフック（1632〜1723）である。レーウェンフックは、レンズを磨いて最大266倍の倍率をもつ顕微鏡を作製した。

1-02 1

1：パスツールは弱毒家禽コレラ菌を用いてニワトリに免疫を付与し、高病原性家禽コレラ菌に抵抗性を誘導させることに成功した。
2：ジェンナーは牛痘種痘法（天然痘ワクチン）の開発者である。

1-03 4

　赤痢菌の学名はShigella（シゲラと発音）とよばれる。志賀潔により発見されたためである。

1-04 3

3：天然痘患者は1977年を最後に発生していない（感染実験患者を除く）。1980年に世界保健機構（WHO）が根絶を宣言している。
4：ポリオ患者は着実に減少しているが、根絶には至っていない。

1-05 5

　破傷風とジフテリアに対する抗毒素血清療法を開発したのは、北里柴三郎とベーリングであり、ともにコッホの門弟である。

1-06 4

　微生物学におけるパスツールの業績には多大なものがあり、フランスでは感染症の研究機関として最大の「パスツール研究所」がある。

1-07 3

　微生物学におけるロベルト・コッホの業績には多大なものがあり、ドイツでは感染症の国立研究機関「ロベルト・コッホ研究所」がある。

1-08 2

4：インターフェロンとは、体内の細胞で産生されるホルモンのように微量でウイルスの増殖を抑制する因子として、1954年に東京大学医科学研

究所の長野泰一博士らにより報告された。

1-09 2

　実践問題1-05参照。

1-10 3

　エンダース（1897〜1985）は試験管内で細胞を培養し、その培養細胞でウイルスを増殖させる方法を考案した。1949年にポリオウイルス、1950年に麻疹ウイルスの分離に成功した。

1-11 1

　エボラウイルスは1976年にアフリカ［スーダンとザイール（現コンゴ民主共和国）］で出血熱の原因として、ヒト免疫不全ウイルスは1983年にフランスのモンタニエ博士により後天性免疫不全症候群の原因として分離同定された。SARSコロナウイルス1型は2003年に世界的に流行したSARSの原因ウイルスとして分離された。

1-12 1

　日本から撲滅されている感染症には、天然痘、狂犬病、そして、野生型ポリオウイルスによる急性弛緩性麻痺（いわゆるポリオ）がある。狂犬病とポリオは、いまだに海外で流行している。そのためポリオワクチン接種を中止することはできない。

1-13 2

　子宮頸がんの一部はヒトパピローマウイルスにより引き起こされ、近年開発されたヒトパピローマウイルスワクチンは子宮頸がんの発病予防に有効である。

1-14 4

　ボツリヌス菌の毒素は神経・筋接合部の神経末梢からのアセチルコリン放出を抑制し、弛緩性麻痺を引き起こす。この毒素の性質を利用して治療薬として用いられるようになった。

2 細菌学

001 細菌とは
①原核　②球菌　③桿菌　④らせん菌　⑤双球菌
⑥レンサ（連鎖）球菌　⑦ブドウ球菌

002 球菌
c、d、g、h、j

解説 ヒトに感染症を起こす球菌では次のものが重要である。

・黄色ブドウ球菌、化膿性レンサ球菌、肺炎球菌（すべてグラム陽性菌）
・淋菌、髄膜炎菌（ともにナイセリア属に分類されるグラム陰性菌）

300 細菌の染色性

①グラム　②クリスタル紫液　③ルゴール
④サフラニン　⑤陽性　⑥陰性　⑦グラム陽性球菌
⑧グラム陰性桿菌　⑨結核菌　⑩抗酸性

004 グラム陽性菌・グラム陰性菌

・グラム陽性菌：黄色ブドウ球菌、結核菌、化膿性レンサ球菌、炭疽菌
・グラム陰性菌：インフルエンザ菌、淋菌、髄膜炎菌、大腸菌

解説 グラム陽性菌ではとくに次のものが重要である。

・グラム陽性球菌：黄色ブドウ球菌、化膿性レンサ球菌、肺炎球菌
・グラム陽性桿菌：炭疽菌、破傷風菌、ボツリヌス菌、ジフテリア菌

005 抗酸性染色法

d、e

解説 抗酸性染色法で赤色に染まる菌は抗酸菌に分類され、問題となるのは結核菌とらい菌のみである。

006 細菌の構造

①原核　②真核　③核膜　④染色体　⑤核
⑥リボソーム　⑦プラスミド　⑧細胞膜　⑨細胞壁
⑩ペプチドグリカン　⑪莢膜　⑫鞭毛　⑬線毛

解説 プラスミドとは、細菌細胞内にあって、染色体DNAとは独立して自立的に複製することのできる環状DNAのことである。細菌（細胞）分裂では娘細胞に安定して受け渡される。代表的なプラスミドとして、F因子、薬剤耐性因子、毒素産生プラスミドなどがある。たとえば、腸管出血性大腸菌が産生するベロ毒素は、志賀菌の産生するベロ毒素と同じである。腸管出血性大腸菌がベロ毒素産生プラスミドをもっているのである。

007 細菌の性質

c、e、f、g

解説 細菌は原核生物に分類され、核をもつが核膜はない。鞭毛をもつ菌がある一方、鞭毛のない無毛菌（肺炎球菌や赤痢菌）もある。選択肢のaはウイルスの特徴である。

008 細菌の構造

c、e

009 細菌の構造

a、c

解説 無毛菌として、赤痢菌と肺炎球菌を覚えておく。

010 芽胞

①陽性　②芽胞　③DNA　④121　⑤20　⑥高圧蒸気

011 芽胞の形成

栄養不足、乾燥

012 滅菌法

121℃で20分間の高圧蒸気滅菌

013 芽胞形成菌の特徴

a、d、e

014 細菌の酸素要求性

①偏性好気性菌　②偏性嫌気性菌　③通性嫌気性菌
④微好気性菌　⑤呼吸　⑥発酵

015 増殖至適温度域

c

解説 一般にヒトに病気（感染症）を引き起こす菌は、ヒトの体温で増殖効率が高い。もちろん魚類で増殖する細菌には、低温で増殖効率のよいものもある。一方、高温の温泉でも増殖可能な細菌（90℃を超える温度で増殖可能な細菌）も発見されている。

016 増殖速度

a

解説 結核を分離同定するには、小川培地とよばれる結核菌の選択培地で検体から結核菌を増殖させるが、成績を得るのに約1か月を要する。それに比べて、ほかの細菌の分離同定には1週間もあれば十分である（通常2〜3日）。結核菌の増殖速度はきわめて遅い。

017 代謝

①代謝　②異化　③同化　④グルコース（ブドウ糖）　⑤ATP（アデノシン三リン酸）　⑥呼吸　⑦発酵　⑧ピルビン酸　⑨解糖　⑩クエン酸　⑪偏性好気性　⑫通性嫌気性　⑬偏性嫌気性

018 細菌の遺伝

❶d **❷**c **❸**a

解説

①バクテリオファージ

　バクテリオファージとは細菌に感染するウイルスで、細菌に感染したバクテリオファージが増殖する過程で細菌の染色体DNAの一部を獲得する。そのバクテリオファージがほかの細菌に感染し、もとの細菌の染色体DNAを新たに感染した細菌に導入する。

②形質転換

　細菌のDNAがほかの細菌内に入り、そのDNAに組み込まれることを形質転換という。肺炎球菌の感染力をもたないR型菌の生きているものと感染力をもつS型菌の死んでいるものを混合すると、死んでいるS型菌のDNAがR型菌のDNAに組み込まれて、R型菌がS型菌に変わり、感染力をもつようになる。この機序による染色体DNAの変異に基づく性質の変化を形質転換という。

③突然変異

　細菌の増殖の過程で、細菌は分裂（DNA複製）を繰り返す。その途中で遺伝子（塩基配列）に変化が生じることを突然変異という。変異はDNA複製の誤り、DNAの損傷などでも生じる。肺炎球菌の莢膜多糖体発現遺伝子に突然変異が生じて莢膜多糖体の発現が欠失すると、莢膜があり病原性の強いS型から莢膜がなく病原性の弱いR型に変化する。これを「S-R変異」という。

019 細胞の病原性（細菌毒素）

①良い　②毒素　③内毒素　④外毒素　⑤陰性　⑥リポ多糖体　⑦黄色ブドウ球菌　⑧化膿性レンサ球菌　⑨ベロ毒素　⑩エンテロトキシン　⑪ボツリヌス毒素　⑫破傷風毒素

020 病原因子

a

021 細菌内寄生菌

a、b、e

022 抗毒素血清療法

ジフテリア、破傷風

023 化膿性レンサ球菌と毒素

c

024 ベロ毒素

b、c

025 細菌毒素

a、d、e

実践問題

2-01 1

　ウイルスと細菌の共通点は、DNAまたはRNAの遺伝情報をもっていることだけである。細菌は生物に分類されるが、ウイルスは生きている細胞に感染し、感染細胞の代謝機構を用いることによってのみ増殖が可能である。

2-02 2

　細菌は原核生物に、真菌と原虫は真核細胞に分類される。

2-03 3

2-04 1

2-05 1

　大腸菌は桿菌であり、らせん形ではない。

2-06 3

　グラム陰性菌には細胞壁成分にエンドトキシン（内毒素）含まれており、重症感染症時にはショック（エンドトキシンショック）を合併することがある。この成分がリポ多糖体である。

2-07 1

2-08 2

　細菌や原虫の鞭毛は運動性にかかわる構造であるが、線毛は運動に直接かかわりはない。

2-09 1

2-10 2

　芽胞を滅菌するには高圧蒸気滅菌（121℃、20分間）や、エチレンオキサイドガス滅菌、放射線照射滅菌などが必要である。

2-11 4

　グラム陰性桿菌による敗血症（血液のなかに細菌が入り込んで増殖）が起こると、ショック状態に陥ることがあり、それをエンドトキシンショックという。細胞壁のリポ多糖体（内毒素、エンドトキシン）が原因である。

2-12 2

赤痢菌は消化管感染を引き起こす代表的な細菌。

2-13 3

細菌に感染するウイルスをバクテリオファージという。単にファージとよぶこともある。

2-14 2、3

偏性好気性菌は酸素がなければ増殖できず、微好気性菌も同様である。通性嫌気性菌は酸素があれば「呼吸」代謝経路を、なければ「発酵」代謝経路でエネルギーを産生して増殖する。偏性嫌気性菌は「発酵」代謝経路でエネルギーを産生して増殖する細菌で、酸素があると増殖できない。

2-15 4

2-16 4

偏性嫌気性菌には多くの菌が存在するが、ヒトの病原細菌としてはクロストリジウム属のボツリヌス菌、破傷風菌、ウェルシュ菌、ディフィシル菌が重要である。

2-17 2

1、3：髄膜炎菌と淋菌はナイセリア属に分類されるグラム陰性球菌の双球菌である。
4：肺炎球菌はグラム陽性球菌で形態は双球菌である。

2-18 4

結核菌は6.8〜7.2と低いpHを好む細菌で、逆にコレラ菌は7.6〜8.4の高いpHを好む細菌である。

2-19 2

髄膜炎菌、淋菌（ともにナイセリア属）とカンピロバクターは増殖に高濃度（5〜10%）の二酸化炭素を必要とする。

2-20 3

高圧蒸気滅菌法における処置温度は121℃。

2-21 4

黄色ブドウ球菌の産生するエンテロトキシンが原因の食中毒では嘔吐や下痢の消化器症状を呈する。

2-22 4

黄色ブドウ球菌の産生する表皮剥脱毒素により、Staphylococcus Scaled Skin Syndrome（SSSS）とよばれる皮膚の水疱形成と剥脱を伴う病気が小児に起こることがある。

2-23 4

ベロ毒素産生菌は、腸管出血性大腸菌のほかに赤痢菌がある。ベロ毒素には腎臓障害を引き起こす作用があり、腸管出血性大腸菌O-157による食中毒の流行では、溶血性尿毒症症候群（腎不全と脳症）により死亡者が出ることが多い。

2-24 1

化膿性レンサ球菌による猩紅熱の発疹は、同菌が産生する発赤毒が原因である。エンテロトキシンは黄色ブドウ球菌が、ベロ毒素は腸管出血性大腸菌が産生する。エンドトキシンはグラム陰性桿菌の細胞成分であるリポ多糖体である。

2-25 4

エンテロトキシンは黄色ブドウ球菌が産生する毒素で、食中毒の原因となる。

2-26 1、2

2-27 3

ホルマリンなどで無毒化された毒素をワクチンとして用いることがある。これをトキソイドワクチンという。破傷風ワクチンとジフテリアワクチンがトキソイドワクチンである。

2-28 4

髄膜炎菌がグラム陰性球菌。

2-29 4

細菌の同定は、形態やグラム染色、呼吸や発酵など生化学的性状によって決定される。

2-30 4

ヘリコバクター・ピロリ菌が産生する毒素（空胞化致死毒素）は胃の細胞に空胞を形成させ、細胞死を起こす。

2-31 4

耐塩性菌の代表例は黄色ブドウ球菌、好塩性菌の代表例は腸炎ビブリオである。多くは生理食塩濃度（0.9%）の環境を好む。

3 真菌学

001 真菌と人間生活とのかかわり

①真核　②腐生菌　③70000　④6000　⑤ない　⑥日和見　⑦⑧ビール、パン[順不同]　⑨フレミング

002 真菌の形態

①栄養　②休止　③糸状　④酵母　⑤先端
⑥菌糸体　⑦二形性　⑧カンジダ・アルビカンス

003 細菌と真菌の基本構造

①核膜　②有しない　③有する　④原核　⑤真核
⑥ミトコンドリア　⑦細菌　⑧真菌　⑨70S　⑩
80S　⑪（1→3）-β-D-グルカン　⑫ペプチドグリ
カン

004 真菌の発育・増殖

①発芽　②菌糸　③先端　④有隔　⑤無隔　⑥栄養
⑦生殖　⑧出芽　⑨娘　⑩仮性　⑪有糸

005 真菌の発育・増殖

a、b、e

006 真菌の増殖

①②雄株、雌株［順不同］　③有性　④有性胞子
⑤接合胞子　⑥子嚢胞子　⑦担子胞子　⑧無性　⑨
無性胞子

007 カンジダ・アルビカンス

b、c、d

008 真菌の分類

①接合胞子　②内生胞子　③無隔菌糸　④ムコール
⑤アスペルギルス　⑥担子胞子　⑦有隔菌糸　⑧ク
リプトコックス　⑨外生胞子　⑩カンジダ

009 真菌症の特徴

c、d、e

実践問題

3-01　2

　真菌細胞の核には核膜があり、真菌は真核生物に
分類される。菌糸と酵母の両形をとるコクシジオイ
デス、ヒストプラズマ、カンジダ・アルビカンスの
ような二形性真菌もある。

3-02　3

　核膜は真核生物に分類される真菌や原虫細胞にあ
り、原核生物に分類される細菌にはない。

3-03　2

　細菌は原核生物に分類される。

3-04　2

　ペプチドグリカンは、細菌細胞壁の主要成分であ
る。

3-05　3

　真菌を分離するための培地はサブロー・ブドウ糖
培地である。
1：血液寒天培地は細菌分離用の培地である。
2：小川培地は結核菌を分離するための選択培地で
　ある。
4：チョコレート寒天培地はインフルエンザ菌など
　を分離するための培地である。

3-06　4

3-07　3

　ペニシリンは1929年にフレミング（A Fleming）
によって発見された抗菌薬である。フレミングがブ
ドウ球菌の培養実験中にコンタミネーションにより
生じたアオカビのコロニーの周囲に阻止円（ブドウ
球菌の生育が阻止される領域）が生じる現象を発見
したことに端を発する。

3-08　4

　真菌のことを英語でfungusのほかにmyceteとい
う。後者のmyceteという言葉から、それが分泌す
る毒素をmycotoxinと名付けた。エクソトキシン、
エンドトキシン、エンテロトキシンはすべて細菌性
毒素である。

3-09　1

　近年、臓器移植や抗がん薬による治療を受けてい
る患者が増加している。このような患者では感染に
対して抵抗力が低下しており（易感染性宿主）、そ
のため、普通、健康なヒトでは病気を起こさない真
菌でも重症感染症を引き起こすことがある。これを
日和見感染症という。2〜4の記述はこれにあた
る。

3-10　4

　真菌の成分が気管支喘息やアトピー性皮膚炎の原
因（抗原）となっていることがまれにある。夏型過
敏性肺炎は、日本では梅雨以降の高温多湿の夏季に
起こることから、このように命名されている。トリ
コスポロン属の真菌を吸入することにより、それが
抗原となりアレルギー反応が引き起こされて発症す
る。胃・十二指腸潰瘍は細菌であるヘリコバク
ター・ピロリ菌による。

3-11 3

真菌は「呼吸」および「発酵」による代謝経路をもつ。酸素存在下では「呼吸」による代謝経路のほうがエネルギー産生効率がよく、通常は呼吸によりエネルギーを産生する。

3-12 1

染色体DNAは核に存在する。

3-13 2

ミトコンドリアは、真核生物の細胞に含まれる細胞小器官で、その主要な機能は電子伝達系による酸化的リン酸化によるエネルギー産生。リボソームは遺伝情報（DNA）に基づいてタンパク質を合成する細胞内小器官である。

3-14 2

新生児では、カンジダ・アルビカンスによる鵞口瘡を発症しやすい。また、加齢に伴い、性ホルモンのバランスが変化するとカンジダ腟炎の発症が増加する。つまり、年齢は真菌症の発症要因の1つである。血圧は直接的には真菌症の発症因子ではない。

3-15 3

有性胞子には、接合胞子、子嚢胞子、担子胞子がある。胞子嚢胞子は接合菌（ムコール属）にみられる無性胞子の1つである。

3-16 2

細菌の核には核膜は存在しない。また、プリオンには核酸（遺伝情報）は含まれず、ウイルスは核酸（遺伝情報）とウイルス粒子構成タンパク質からなる。ウイルスは細胞ではない。

4 原虫学

001 原虫
①真核　②原核　③核膜　④下等真核　⑤鞭毛　⑥原生　⑦光学　⑧赤血球　⑨栄養型　⑩嚢子

002 原虫の特徴
b、c、f

003 原虫の分類
①赤痢アメーバ原虫　②鞭毛虫類　③腟トリコモナス原虫　④胞子虫類　⑤マラリア原虫（プラスモジウム原虫）　⑥繊毛虫類　⑦大腸バランチジウム原虫

004 接触感染
a、d

005 原虫の増殖
①無性　②胞子虫　③トキソプラズマ　④有性　⑤接合体　⑥虫様体　⑦スポロゾイト　⑧赤血球

006 媒介生物
c、h、i

007 原虫の寄生部位
消化器：大腸バランチジウム原虫、赤痢アメーバ原虫、クリプトスポリジウム原虫、ランブル鞭毛虫
泌尿・生殖器：腟トリコモナス原虫
血液：マラリア原虫
内皮系、神経、筋：トキソプラズマ原虫

008 経胎盤感染
c、d

009 原虫症
a、e、f、g

実践問題

4-01 3

シャーガス病の病原体はクルーズトリパノソーマ原虫である。先天感染症とは、胎児が母体内にいるときに経胎盤経路で病原体が母から胎児へと感染することをいう。原虫ではマラリアとトキソプラズマ原虫、細菌では梅毒トレポネーマなど、ウイルスでは風疹ウイルス、サイトメガロウイルス、ヒトパルボウイルスB19などが原因となることが多い。

4-02 1

原虫は真核生物に分類される単細胞である。鞭毛や繊毛を有し、運動性を示す。多くの細菌も鞭毛を有して運動性を示す。原虫の増殖において、マラリア原虫のように無性生殖と有性生殖の両方の機序で増殖するものがある。

4-03 2

先天性トキソプラズマ症は、母から経胎盤経路でトキソプラズマ・ゴンディが胎児に感染することによる。

4-04 2

マラリアは感染蚊（ハマダラカ）に刺されるときに感染する。蚊媒介感染症。

4-05 1
ランブル鞭毛虫は鞭毛虫類である。

4-06 4
マラリアはハマダラカ、リーシュマニアはサシチョウバエ、トリパノソーマはツェツェバエが媒介してヒトに感染する。

4-07 3
睡眠病（sleeping disease）はツェツェバエを介してトリパノソーマ原虫に感染すると発症する病気であり、アフリカの風土病である。

4-08 3
原虫は単細胞の真核生物で、細胞壁をもたない。核膜を有する。肉眼では観察できず、光学顕微鏡が必要である。無性生殖または有性生殖により分裂・増殖する。発芽により増殖するのは真菌。

4-09 1
トキソプラズマ原虫は内皮系、神経系、筋組織の細胞に寄生する。

4-10 1
マラリアはアフリカだけでなく、中南米や東南アジアでも流行しているので、「主にアフリカで流行している」という記述は誤っている。世界中で多くのマラリア患者が発生し、命を落している。ワクチン開発が望まれているが、いまだに有効なワクチンは開発途上にある。

5 ウイルス学

001 ウイルスの特徴
①細胞　②③タンパク質合成、エネルギー産生［順不同］　④代謝　⑤最小　⑥⑦DNA、RNA［順不同］

002 ウイルスの形態
①20　②30　③300　④光学　⑤電子　⑥球　⑦狂犬病ウイルス　⑧エボラウイルス

003 ウイルスの基本構造
①ゲノム　②カプシド　③エンベロープ　④ヌクレオカプシド　⑤DNA　⑥RNA　⑦6　⑧200　⑨4000　⑩カプソメア　⑪細胞膜

004 ウイルスの分類
❶DNAウイルス：単純ヘルペスウイルス1型、ヒトパルボウイルスB19、水痘・帯状疱疹ウイルス、B型肝炎ウイルス、アデノウイルス、サイトメガロウイルス
RNAウイルス：ポリオウイルス、麻疹ウイルス、風疹ウイルス、SARSコロナウイルス1型、ロタウイルス、ヒト免疫不全ウイルス、ノロウイルス、狂犬病ウイルス、エボラウイルス、インフルエンザウイルス、レオウイルス、A型肝炎ウイルス、SARSコロナウイルス2型
❷①ヒトパルボウイルスB19　②レオウイルス

005 ウイルスの特徴
❶nmの単位で表される大きさ。直径約20〜300nmの大きさ。電子顕微鏡を用いなければ観察できない。
❷基本構造はウイルスゲノム、カプシドタンパクからなり、ウイルスのなかにはウイルスゲノムとカプシドタンパクを包むエンベロープを有するものがある。
解説 一般的にウイルスの基本構造は、ウイルスゲノム、カプシドタンパク、エンベロープの3構造を指す。ウイルスゲノムとカプシドタンパクはウイルス粒子内では結合して存在し、ヌクレオカプシドタンパクとよばれる。

❸ウイルスは遺伝情報のDNAあるいはRNAと構造タンパク質からなり、細胞ではない。また、ウイルスは、生物としての基本である自らエネルギー産生、タンパク質合成を行い増殖する機能をもたず、ほかの生物の細胞に感染し、感染細胞の代謝機能を利用して、初めて増殖することが可能となる。そのため、完全な生命体とはいえない。
解説 「細胞構造をもたない」「自らエネルギー産生・タンパク質合成ができない」この2点が重要で、ウイルスが生命体でないことの理由である。現在では、試験管内で完全な感染性のあるポリオウイルスを合成することが可能になっている。ウイルスは物質であるとする考え方すらある。

006 ウイルスの増殖
①吸着　②侵入　③脱殻　④ゲノム複製と遺伝子発現　⑤組み立て　⑥放出　⑦f　⑧c　⑨a　⑩d　⑪e　⑫b

007 ウイルスの増殖
❶核　❷細胞質　❸バクテリオファージ

008 ウイルスの増殖
①低下　②抑制　③細胞変性効果
解説 細胞変性効果を英語でcytopathic effect、

簡単にCPEという。

009 がん化

①腫瘍ウイルス　②ヒトヘルペスウイルス8型　③EB（エプスタイン-バール）ウイルス　④ヒトパピローマウイルス　⑤B型肝炎ウイルス　⑥C型肝炎ウイルス　⑦ヒトTリンパ球指向性ウイルス1型

解 説
●子宮頸がん：ヒトパピローマウイルスは子宮頸がんの原因の1つである。ヒトパピローマウイルスの血清型8型や16型、そのほかいくつかの血清型が子宮頸がんの原因である。近年、ヒトパピローマウイルスに対するワクチンが開発され、子宮頸がんの発症予防に有効であることが確かめられている。

●バーキットリンパ腫：バーキットリンパ腫は、EBウイルスが原因で起こるリンパ腫で、アフリカに多い。EBウイルスは、中国南部に多発する上咽頭がんの原因でもある。EBウイルスと環境因子が複合してこれらの腫瘍を引き起こしていると考えられている。EBウイルスは、胃がんの原因にもなっていることが最近の研究から明らかにされている。

●ヒトTリンパ球指向性ウイルス1型感染症：ヒトTリンパ球指向性ウイルス1型（HTLV-1）感染症は、日本では九州や沖縄に多い。成人T細胞白血病の原因ウイルスであることが、日沼頼夫博士により解明された。

●カポジ肉腫：カポジ肉腫は、エイズ患者など免疫が低下しているヒトに出現することの多い皮膚にみられる悪性腫瘍で、1995年にヒトヘルペスウイルス8型（HHV-8）によることが明らかにされた。

●肝臓がん：肝臓がんを引き起こすウイルスとして、B型肝炎ウイルスとC型肝炎ウイルスがあげられる。

010 腫瘍ウイルス

①B型肝炎ウイルス　②肝細胞がん　③EBウイルス　④ヘルペスウイルス　⑤ヒトパピローマウイルス　⑥成人T細胞白血病　⑦カポジ肉腫

011 突然変異

①単純ヘルペスウイルス　②インフルエンザウイルス　③薬剤耐性変異株　④後天性免疫不全症候群（エイズ）　⑤肝炎

解 説 とくに臓器移植患者や白血病治療を受けているような免疫能が極端に低下しているヒトでは、単純ヘルペスウイルス感染症が重症化し、また、慢性化する。このような患者の単純ヘルペスウイルス

感染症の治療にアシクロビルを投与すると、アシクロビル耐性ウイルスが出現しやすい。健康なヒトの単純ヘルペスウイルス感染症の治療においては、アシクロビル耐性ウイルスが出現することはまれである。

薬剤耐性ウイルスの出現が問題となっている感染症には、ヘルペスウイルスやインフルエンザウイルス感染症のほかに、B型肝炎ウイルスによる肝炎がある。

012 突然変異

①35　②37　③30　④温度感受性変異株　⑤ウイルスゲノム　⑥条件致死性変異株　⑦低下　⑧弱毒生

解 説 日本で高橋理明博士により開発された水痘・帯状疱疹ウイルスワクチン（水痘ワクチン）は、低温環境で増殖を繰り返し得られた水痘・帯状疱疹ウイルスの低温感受性変異株である。

病原性が極端に低下している水痘ワクチンは弱毒生ワクチンである。水痘ワクチンを接種しても、全く発症しないか、軽い水痘の症状を呈するのみである。現在では、水痘や帯状疱疹の予防のため世界中で用いられている。

013 ウイルスの分類

①パラミクソウイルス　②α-ヘルペスウイルス　③ヘルペスウイルス

014 ウイルスの変異

①ヒト免疫不全ウイルス　②モンタニエ　③血液　④中和　⑤SARSコロナウイルス2型　⑥中和抵抗性変異株　⑦薬剤耐性変異株

015 遺伝子組換え

d

解 説 1918年にA型インフルエンザウイルス（H1N1）による世界的な大流行が発生し、多くのヒトが死亡した。このウイルスはとくに病原性が高いことが明らかにされている。

トリに感染するインフルエンザウイルスとヒトに感染するウイルスが、ブタ（ブタは両ウイルスに感染することが明らかにされている）に同時に感染し、インフルエンザウイルスの8つのRNA分節に組換え（遺伝子再集合）が起こった。この組換えにより、新型ウイルス（H1N1）が出現し、それが世界的流行をもたらしたと考えられている。その流行当時、A型インフルエンザウイルス（H1N1）に抗体をもつヒトがほとんどいなかったため、世界的な大流行が起きたと考えられる。

016 遺伝子組換え
①RNA　②急性灰白髄炎　③ピコルナウイルス
④分子内組換え

017 温度感受性変異株と生ワクチン
①水痘・帯状疱疹ウイルス　②DNA　③37　④34
⑤低い　⑥温度感受性変異　⑦低下する　⑧生ワク
チン

実践問題

5-01 4
　細菌や原虫は、細胞からなる生物であるが、ウイルスは遺伝情報をもつ粒子である。直径20〜300nmの粒子であり、電子顕微鏡によって観察が可能となる。ちなみに、細菌や原虫の全体像は光学顕微鏡で観察可能である。

5-02 3
　ウイルス、細菌、原虫における共通する特徴は、DNAまたはRNAの遺伝情報をもっていることのみである。

5-03 1
　染色体は、細胞に存在する核とよばれる細胞内微小構造に存在し、そこにはDNA遺伝情報がある。ウイルスの基本構造は細胞ではないので、染色体は存在しない。遺伝子（ゲノム）、カプシド、エンベロープはウイルス粒子を構成する基本構造である。

5-04 3
　代表的な砲弾状のウイルスは狂犬病ウイルス。紐状のウイルスにはエボラウイルスなどがある。特徴的なウイルス粒子の形を覚えておく。

5-05 4
　粒子状のウイルスのなかで最も大きいウイルスが痘瘡ウイルス、直径は約300nm。エボラウイルスのように紐状のウイルスは、長さが1000nmに達する。ポリオウイルスの直径は約30nm。ヒトパルボウイルスの直径が約20nmで最小。

解　説	主なウイルスの大きさと形	

ウイルス	形状	大きさ（nm）
ヒトパルボウイルスB19	球状	18〜20
単純ヘルペスウイルス	球状	150〜200
痘瘡ウイルス	レンガ状	200×200×350
ノロウイルス	球状	27〜38
狂犬病ウイルス	砲弾状	70×180
エボラウイルス	紐状	80×1000

5-06 3

5-07 2
　ウイルス粒子と細胞表面の受容体（レセプター）との結合を「吸着」とよび、ウイルスの細胞への感染の最初のステップである。

5-08 2
　細胞表面の受容体と吸着したウイルス粒子が細胞内に取り込まれるステップを「侵入」という。

5-09 1
　ウイルスの細胞への感染は、ウイルスの膜タンパクと細胞表面の受容体との結合（吸着）から始まる。この吸着は「鍵と鍵穴」関係に例えられ、ウイルスはどの細胞にも感染できるわけではない。インフルエンザウイルスは呼吸器粘膜の受容体に結合することから、呼吸器感染症を引き起こす。

5-10 3
　ヒトに感染するウイルスは、37℃で増殖効率が最も高い。

5-11 1
　ウイルス粒子表面に存在する膜タンパク質が細胞受容体と吸着（細胞への感染の第一ステップ）する。中和抗体はこの膜タンパク質に結合して、ウイルスと細胞表面にある受容体との吸着を阻害してウイルスの細胞への感染を阻止（中和）する。

5-12 3
　温度感受性株は、30℃などウイルスの増殖に最も効率のよい温度である37℃より低い温度で増殖効率が高まっている。逆に40℃など比較的高温での増殖効率が低下している。一般的に温度感受性株は病原性が低下しており、温度感受性変異株を作成して弱毒生ワクチンの開発することもある（水痘ワクチンなど）。ウイルスゲノムに変異が生じている。

5-13 2
　A型肝炎ウイルスはピコルナウイルス科、C型肝炎ウイルスはフラビウイルス科に分類されるRNAウイルス。E型肝炎ウイルスはエンベロープをもたないRNAウイルスである。B型肝炎ウイルスのみDNAウイルスである。

5-14 2
　形態が紐状のウイルスであり、1から4のウイルスのなかではエボラウイルス（フィロウイルス科。フィロとは紐状を示す）が該当する。

5-15 4

ウイルスが細胞に感染すると、細胞の形態は変化する。細胞変性効果（cytopathic effect；CPE）という。なかには、細胞変性効果を誘導しないウイルスもある。

5-16 1

RNAウイルス：ノロウイルス
DNAウイルス：単純ヘルペスウイルス、アデノウイルス、ヒトパピローマウイルス

5-17 4

RNAウイルス：インフルエンザウイルス
DNAウイルス：痘瘡ウイルス、単純ヘルペスウイルス2型、ヒトパルボウイルスB19

5-18 4

HTLV-1が成人T細胞白血病の原因ウイルスである。母から新生児に母乳を介して感染し、約50年の潜伏期間を経て予後不良の成人T細胞白血病を引き起こす。ただし、成人T細胞白血病を発症するのは2000人に1人であり、HTLV-1に感染していてもその多くは発症しない。

5-19 2

肝細胞がんを引き起こす腫瘍ウイルスは、B型肝炎ウイルスとC型肝炎ウイルスである。

5-20 3

ヒトパピローマウイルスが子宮頸がんの原因ウイルスである。ただし、子宮頸がんのすべてがヒトパピローマウイルスによるわけではない。ヒトパピローマウイルスは、性行為を介した接触感染経路で感染する。性感染症の1つと考えられる。

5-21 1

血液を介して感染するウイルスには、ヒト免疫不全ウイルスのほかに、B型肝炎ウイルス、C型肝炎ウイルスが重要である。

5-22 2

B型肝炎ウイルスの感染経路は輸血などの血液を介した感染や性行為である。母から新生児への出産時の産道感染もある。麻疹ウイルスは経気道感染で感染が拡がる。狂犬病は感染動物に咬まれることにより感染する。日本脳炎ウイルス、西ナイルウイルス、黄熱ウイルスなどのフラビウイルス科に分類されるウイルスの多くは蚊に媒介されて感染する。

5-23 1

細菌に感染するウイルスをバクテリオファージという。

5-24 1、2

1：バーキットリンパ腫はEBウイルスによるもので、アフリカの一部の地域で多発している。
2：HTLV-1感染は、日本を含む環太平洋地域に比較的多い。
3：肝細胞がんを引き起こすウイルスはB型肝炎ウイルスとC型肝炎ウイルスである。

5-25 3、4

一般的に比較的低い温度で培養している細胞でウイルスを増殖させていると、そのウイルスはその温度で増殖しやすくなる性質を確保することがある。これを温度感受性株という。感染性は変わらないもののヒトの体温では増殖効率が低下することから、一般的に病原性も低下する。

5-26 3

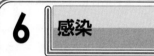

6 感染

001 感染の定義
①汚染　②感染　③中毒　④定着

002 感染の成立
微生物が宿主に侵入し、特定の組織内や粘膜表面に付着して増殖し、宿主に何らかの影響を与える状態。

003 感染の成立
a、d、i、j

解　説 かぜはウイルス感染症である。弱毒生ワクチン接種では感染が成立するが、それに対して不活化ワクチン接種では、接種されたワクチンが体内で増殖することはないので感染は成立しない。ただし、免疫の誘導は成立する。感染の成立と免疫誘導の成立は区別する。

004 感染の成立
①不顕性　②顕性　③インフルエンザ　④C型肝炎
⑤慢性　⑥潜伏　⑦再活性化　⑧水痘　⑨帯状疱疹
⑩回帰発症

005 日和見感染症
c、d、g、h、i、j

006 感染と発症の形態

①ムンプスウイルス、A型肝炎ウイルス　②B型肝炎ウイルス、ヒトTリンパ球指向性ウイルス1型　③水痘・帯状疱疹ウイルス、単純ヘルペスウイルス1型

解説 ムンプスウイルスは流行性耳下腺炎（おたふくかぜ）を、A型肝炎ウイルスは急性肝炎を引き起こす。急性期を経て治癒すると、体内からこれらのウイルスは排除される。

それに対して、B型肝炎ウイルスに感染すると、感染後には排除されることなく持続感染して、持続的に肝臓で増殖することが多い。慢性肝炎、肝硬変、肝細胞がんへと進展する。とくに産道感染で出生時に感染した場合にこの病態をたどる。また、ヒトTリンパ球指向性ウイルス1型も、新生児・乳児期に母から感染すると、約50年という長い潜伏期の後に成人T細胞白血病を引き起こすことがある。これは感染者の2000人に1人といわれている。

ヘルペスウイルス科のウイルス（単純ヘルペスウイルス、水痘・帯状疱疹ウイルス、サイトメガロウイルス、EBウイルスなど）は、初めて感染すると急性期の特徴的な症状を引き起こし、治ると体内に潜伏感染する。ときどき再活性化して症状を引き起こす。

007 伝播様式

水平感染：b、c、e、g
垂直感染：a、d、f、h

008 伝播様式

①空気・飛沫感染　②d　③媒介物感染　④c　⑤接触感染　⑥a　⑦ベクター感染　⑧b

解説
- **空気感染**：感染性微生物が含まれる直径5μm以内のエアロゾル（飛沫核：飛沫の水分が蒸発したもの）を吸入して感染することをいう。通常2m以上離れていても感染する可能性がある。
- **飛沫感染**：感染性微生物が含まれる飛沫を吸入して感染することをいう。その飛沫はくしゃみや咳で拡散するが、飛沫の直径5μmより大きく、通常1m程度までしか拡散しない。つまり数m以上離れていれば感染する危険性は極端に減少する。

009 食中毒

- **感染型食中毒**：サルモネラ菌、腸管出血性大腸菌、腸炎ビブリオ
- **毒素型食中毒**：セレウス菌、ボツリヌス菌、黄色ブドウ球菌

010 空気感染

①結核菌　②インフルエンザウイルス、麻疹ウイルス、水痘・帯状疱疹ウイルスのなかから2つ

解説 ヒトからヒトへの空気感染を引き起こす病原体として、細菌では結核菌、ウイルスではインフルエンザウイルス、麻疹ウイルス、水痘・帯状疱疹ウイルスがあげられる。

011 垂直感染

①垂直　②経胎盤　③産道　④先天性風疹症候群　⑤単純ヘルペスウイルス　⑥ヒトTリンパ球指向性ウイルス1型（HTLV-1）

012 垂直感染

a、c、d、e、g、i

013 人獣共通感染症

①ネズミ　②バルトネラ・ヘンセレ　③ラッサウイルス　④ブタ　⑤ニワトリ　⑥ネコ　⑦狂犬病　⑧黄熱ウイルス　⑨ウシ　⑩ハンタウイルス　⑪重症熱性血小板減少症候群

実践問題

6-01 1
1：肥満だからといって易感染性とはいえない。
2：糖尿病患者は免疫能が低下している。
3：術後患者では院内感染の合併症が発生することがある。
4：満期産の新生児は免疫不全状態にあるとはいえないが、未熟児では母からの抗体の移行もなく重症感染症を発症しやすい。

6-02 5
a～dの病原体は、日和見感染症の代表的な病原体である。これらの病原体は健康なヒトではほとんど病気を引き起こさない。

6-03 4
1～3：健常者でもみられる。
4：後天性免疫不全症候群（エイズ）患者のような免疫不全患者でみられることが多い。

6-04 1
B型肝炎ウイルス以外は、治癒後体内から排除される。

6-05 4
妊婦が風疹ウイルスに感染すると経胎盤感染経路

で胎児が感染し、先天性風疹症候群を発症することがある。しかし、日和見感染症ではない。

6-06 1

結核菌は空気・飛沫感染経路でヒトからヒトへ感染が広がる。2〜4は接触感染経路でヒトからヒトへ感染が広がる。

6-07 4

6-08 2

6-09 4

6-10 1

2：食品媒介感染
3：接触（性）感染または母乳を介する感染
4：接触感染

6-11 2

a：空気感染を起こす病原体に感染している患者と同じ部屋で過したからといって必ず感染・発症するとはかぎらない。
d：マスクは空気感染予防に重要だが、空気感染を予防する場合にはN95規格の高性能マスクが必要。サージカルマスクなどでは不十分である。

6-12 2

梅毒トレポネーマは梅毒を、淋菌は淋病を起こす。代表的細菌性性感染症の病原体である。

6-13 1

単純ヘルペスウイルス2型、ヒトパピローマウイルスが代表的な性感染症の病原体である。

6-14 4

6-15 1

6-16 2、5

6-17 3

ヒトTリンパ球指向性ウイルス1型は授乳を介して、トキソプラズマ・ゴンディは経胎盤感染経路で母子感染が起こる。B型肝炎ウイルスと単純ヘルペスウイルスは、産道感染経路で母子感染が起こる。

6-18 5

ヒトパルボウイルスB19、風疹ウイルス、サイトメガロウイルス、トキソプラズマ・ゴンディはすべて経胎盤感染経路で母から胎児に感染することがある。ヒトパルボウイルスB19は、伝染性紅斑の原因ウイルスである。

6-19 2

6-20 4

ヒトTリンパ球指向性ウイルス1型は授乳を介して母子感染する。授乳をせず、人工乳で育児することにより母子感染を予防できる。

6-21 1

ATL（Adult T-cell leukemia）ウイルスの正式名称は、HTLV-1（human T-lymphocytic virus type 1）であり、成人T細胞白血病の原因ウイルスである。

6-22 4

マラリアはハマダラカ（蚊）に媒介されて感染する。ツェツェバエはトリパノソーマ原虫（睡眠病）の媒介生物である。

6-23 2

クリプトスポリジウムは水系感染により比較的大きな下痢症の流行を引き起こすことがある。C型肝炎ウイルスは血液を介した感染経路でその感染が広がる。ただし、A型肝炎ウイルスは水系感染を引き起こすことが多い。

6-24 4

食中毒の原因となる肝炎ウイルスには、A型肝炎ウイルスとE型肝炎ウイルスがある。E型肝炎ウイルスはブタ肉などの生食と関連がある。

6-25 3

トキソプラズマ・ゴンディ、E型肝炎ウイルスなどは人獣共通感染症であり、かつ、食中毒の病原体でもある。エボラ出血熱やマールブルグ病はコウモリやサルを介した人獣共通感染症である。

6-26 1

非ステロイド系消炎鎮痛剤（アスピリンなど）と抗けいれん剤は免疫を抑制しない薬剤である。

6-27 5

性感染症に罹患していても不顕性感染であることが多く、それが原因で性感染症の予防が難しい。淋病では淋菌が結膜に感染が広がり失明することがまれにある。また、梅毒では、適切に治療されなければ中枢神経系を含む多臓器に感染が広がり多彩な病

変を引き起こす。

6-28 5
　性器ヘルペス（単純ヘルペスウイルス）、性器クラミジア（トラコーマクラミジア）、梅毒（梅毒トレポネーマ）、後天性免疫不全症候群（HIV）はすべて性感染症である。

6-29 1
　日本紅斑熱、ライム病がダニ媒介性感染症、マラリアとデング熱は蚊媒介性感染症である。

6-30 5
　正常皮膚、胃酸分泌、消化管の常在細菌叢、気管上皮細胞の線毛運動は、すべて感染防御に有効である。

7 免疫学

001 免疫とは
①抗原　②タンパク質　③細胞壁　④エンベロープ
⑤カプシド

002 免疫
a、d、e、f、g

003 免疫機序
①抗原　②獲得　③液性　④細胞性　⑤中和　⑥⑦マクロファージ、樹状細胞［順不同］　⑧ヘルパーTリンパ球　⑨細胞傷害性Tリンパ球　⑩Bリンパ球　⑪形質細胞

004 免疫機序
①マクロファージ　②好中球　③細胞傷害性Tリンパ球　④形質細胞　⑤細胞性　⑥液性

005 免疫担当細胞
①好塩基球　②Tリンパ球　③マクロファージ　④Bリンパ球　⑤好中球　⑥形質細胞　⑦NK細胞

006 免疫の誘導機序
①特異的能動免疫　②a　③非特異的能動免疫　④c
⑤特異的受動免疫　⑥b　⑦非特異的受動免疫　⑧d

007 免疫の作用機序
c
解　説 授乳およびγ-グロブリン製剤の投与は非特

異的受動免疫に相当する。赤血球輸血は免疫を誘導しない。麻疹ワクチンは弱毒生ワクチンであり、麻疹ウイルスに特異的に液性免疫、細胞性免疫を誘導する。麻疹ワクチン接種が特異的能動免疫に分類される。

008 抗体（グロブリン）
①抗原結合　②H　③L　④可変領域　⑤細胞結合

009 抗体（グロブリン）
❶b、e　❷b　❸d

010 補体
①C1　②C9　③抗原抗体複合体　④古典的　⑤別　⑥レクチン　⑦マンノース　⑧レクチン　⑨C3a　⑩C5a　⑪血管　⑫食細胞　⑬走化性

011 補体
d
解　説 形質細胞からの抗体産生の促進は、活性化Bリンパ球の働きによる。

012 補体
c
解　説 抗原抗体複合体が補体の活性化（古典的経路）を誘導する。

013 サイトカイン
❶IFN-α/β　❷G-CSF
解　説 IFN-α/βは、細胞をウイルスに抵抗状態に誘導し抗ウイルス活性を示す生体内の物質である。現在、B型肝炎ウイルスやC型肝炎ウイルスの治療薬として用いられている。しかし、その効果は限定的であり、また、副作用も強く、長期にわたり投与できないことが多い。G-CSFは「顆粒球コロニー増殖因子」で、好中球などの基となる顆粒球の増殖を促進するサイトカインである。

014 アレルギー
①2　②a、e、f、h［順不同］　③4　④c　⑤3
⑥d　⑦1　⑧b、g［順不同］

実践問題

7-01 4
　ワクチン接種による免疫の誘導はすべて特異的能動免疫に分類される。

7-02 4

樹状細胞であるマクロファージなどが抗原を貪食し、消化・修飾（プロセッシング）してTリンパ球にその抗原を提示する。その刺激によりTリンパ球やBリンパ球が活性化され、その抗原に対して特異的な免疫が誘導される。

7-03 2

好中球は、細菌などの粒子状の異物を貪食して、細胞（好中球）内で消化（殺菌）する。巨核球は血小板のもととなる細胞、形質細胞は抗体をつくるB細胞、T細胞はTリンパ球であり、いずれにも異物を貪食する作用はない。

7-04 2

Ⅰ型アレルギーは、抗原刺激により肥満細胞からヒスタミンなどが分泌され、血管の拡張および透過性が亢進することによる病態である。アナフィラキシーショック（そばアレルギーなど）、蕁麻疹、気管支喘息などがこれにあたる。

7-05 1

NK（Natural Killer）細胞は自然免疫を担う免疫細胞である。

7-06 1

各免疫グロブリンのなかで胎盤を移行できるのはIgG抗体のみである。

7-07 4

IgE抗体が肥満細胞や好塩基球の表面のIgE受容体と結合して存在し、抗原と結びついてそれらの細胞を刺激して、それらの細胞からヒスタミンやセロトニンなどの化学メディエーター（ロイコトリエン）を放出させる。これがⅠ型（即時型）アレルギーのメカニズムである。

7-08 3

インターフェロンは抗ウイルス活性を誘導するサイトカインである。

7-09 4

細胞膜溶解、白血球の走化作用、アナフィラトキシン作用は補体による感染防御機構であり、抗原の中和反応は中和抗体による（液性免疫）。

7-10 2

ⅠからⅣ型アレルギーのなかで、補体経路がかかわるのはⅡ型、Ⅲ型アレルギーである。Ⅰ型アレルギーは肥満細胞が、Ⅳ型アレルギーではTリンパ球

が中心的役割を担ってアレルギーを起こす。

7-11 1

接触性皮膚炎と移植臓器の拒絶反応がⅣ型アレルギーの代表的疾患である。活性化されたTリンパ球がこれらの疾患を引き起こす。つまり、接触性皮膚炎と移植臓器の拒絶反応は細胞性免疫による現象・疾患といえる。

7-12 3

Tリンパ球の分化・成熟の場は、胸腺（thymus）である。この「thymus」にちなんで、Tリンパ球とよばれている。

7-13 1

血中IgE抗体が高まる代表的疾患に、アトピー性皮膚炎と小児気管支喘息があげられる。Ⅰ型アレルギーがこれらの疾患の背景にあると考えられている。寄生虫感染症でも血中IgE抗体が高まる。

7-14 3

気道や腸管、腔の粘膜における特異的粘膜免疫に中心的役割をはたすのがIgA抗体である。ポリオワクチンなど、消化管に感染させる（接種する）弱毒生ワクチンを接種すると、消化管において抗ポリオウイルスIgA抗体が誘導される。不活化ワクチンの皮下接種では粘膜免疫は誘導されない。インフルエンザワクチンは不活化ワクチンで皮下接種して免疫を誘導する。そのため粘膜免疫を誘導できず、その効果は限定的となる。

7-15 1

古典的経路、別経路、レクチン経路のなかで、抗原抗体複合体が補体経路を活性化するのは、古典的経路である。

7-16 3

ツベルクリンとは、結核菌抗原であるツベルクリンを皮内投与し、48時間後に接種部位における炎症の程度（紅斑の大きさなど）を判定するものである。結核に対する細胞性免疫の程度を評価する。そのため48時間後に判定する。ツベルクリン反応は、Ⅳ型アレルギーに分類される。

7-17 4

ワクチン接種による免疫誘導（風疹ワクチン接種、百日咳ワクチン接種）が特異的能動免疫に分類される。

7-18 4

　平滑筋収縮作用、血管の透過性亢進、好酸球の遊走作用は肥満細胞から放出されるロイコトリエンの作用（Ⅰ型アレルギー）で、ロイコトリエンの作用には幹細胞の分化成熟の促進はない。

7-19 4

　ウイルス感染後に最も早期（約1週間後）に誘導される抗ウイルス抗体はIgM抗体で、約3か月で消失する。一方、そのウイルスに対するIgG抗体は約2週間後から検出されるようになり、徐々に減少するものの終生検出されることが多い。

7-20 4

　ワクチンを複数回、間隔をあけて接種することで、誘導する免疫能をより高めることができる。これはブースター効果と呼ばれる。

7-21 5

　HIV感染による後天性免疫不全症候群、糖尿病などの慢性疾患、免疫抑制剤の内服、臓器移植はすべて免疫不全状態に誘導する。

7-22 3

　自己の組織と結合する抗体を自己抗体といい、関節リウマチなどの自己免疫性疾患の原因となる。

7-23 1

　中和抗体により病原体の増殖を阻止して感染を防御するのは液性免疫とよばれる。

8　感染症

001 新興・再興感染症
①痘瘡（天然痘）　②ポリオ　③新興　④コンゴ　⑤エボラ　⑥ヒト免疫不全　⑦SARSコロナ　⑧SARSコロナウイルス2型　⑨西ナイル　⑪再興

002 日和見感染症
b、c、d、h

003 院内感染
①院内　②市中　③易感染　④黄色ブドウ球菌　⑤接触感染　⑥接触　⑦標準感染　⑧抗菌　⑨感受性　⑩耐性

004 感染症法
b、c、d

005 学校保健法
①2　②咳　③3　④耳下腺の腫脹　⑤発疹　⑥痂皮化　⑦2

006 感染管理
B型肝炎、C型肝炎、後天性免疫不全症候群

007 感染予防
a、b、c、f、g、h

008 免疫とワクチン
①免疫　②獲得免疫　③ワクチン　④死菌・不活化　⑤弱毒生　⑥コンポーネント　⑦トキソイド

009 ワクチンの種類　p.●●

疾患 ＼ ワクチン	コンポーネントトワクチン	トキソイドワクチン	弱毒生ワクチン	死菌・不活化ワクチン	メッセンジャーRNAワクチン	なし
麻疹			○			
風疹			○			
ムンプス			○			
ジフテリア		○				
日本脳炎				○		
破傷風		○				
百日咳	○					
A型肝炎				○		
B型肝炎	○					
水痘			○			
帯状疱疹	○		○			
狂犬病				○		
黄熱			○			
肺炎球菌感染症	○					
C型肝炎						○
伝染性紅斑						○
ポリオ			○	○		
子宮頸がんワクチン（ヒトパピローマウイルスワクチン）	○					
新型コロナウイルス感染症（COVID-19）				○	○	

　現在日本では不活化ポリオワクチンが優先的に用いられ、経口ポリオワクチンは用いられていない。また最近、帯状疱疹ワクチンとして、弱毒生ワクチンに加えて、水痘・帯状疱疹ウイルスの膜タンパク質の１つであるE抗原を人工的に産生させ、それを抗原としたワクチンが用いられるようになった。新型コロナウイルス感染症ワクチンとして用いられているものは、主にメッセンジャーRNAワクチンである。海外では、不活化ワクチンやほかの方法で開発されたワクチンも用いられている。

010 B型肝炎ウイルスの母子感染予防
b

解説　日本では約100人に１人の割合でB型肝炎ウイルスに感染している。B型肝炎ウイルスに感染している妊婦から生まれた新生児に対して、抗B型肝炎ウイルス抗体の投与とB型肝炎ワクチンの接種による母子感染予防事業が行われている。

011 感染症の診断
①脳脊髄液　②咽頭スワブ　③便（下痢便）　④⑤尿道分泌液、腟分泌液［順不同］　⑥喀痰　⑦関節液　⑧血液　⑨中耳腔穿刺液　⑩カテーテルを用いて採取した尿　⑪鼻腔洗浄液

012 感染症の診断
c、d、e、g

013 ウイルス感染症の診断
①抗体　②IgM抗体　③IgG抗体　④血清学的診断法　⑤赤血球凝集抑制反応　⑥⑦麻疹ウイルス、インフルエンザウイルス［順不同］　⑧PCR法　⑨原因ウイルスの検出

014 滅菌法
①ガス滅菌法　②高圧蒸気滅菌法　③火炎滅菌法　④紫外線照射滅菌法　⑤乾熱滅菌法　⑥放射線照射滅菌法

015 抗菌薬
①抗菌薬　②選択（特異）　③選択　④高い　⑤殺菌　⑥静菌　⑦スペクトル　⑧薬剤感受性

016 化学療法
b、c、d、h、i、j

017 抗菌薬
①e、i　②b、c、f、h　③d、g　④a

018 抗菌薬とその副作用
①聴神経障害と腎障害　②巨赤芽球性貧血や骨髄抑制　③再生不良性貧血　④菌交代症

019 抗ウイルス薬
①単純ヘルペスウイルス１型、単純ヘルペスウイルス２型、水痘・帯状疱疹ウイルス　②サイトメガロウイルス　③C型肝炎ウイルス　④ヒト免疫不全ウイルス　⑤ヒト免疫不全ウイルス、B型肝炎ウイルス　⑥A型・B型インフルエンザウイルス　⑦SARSコロナウイルス２型

解説　ラミブジンは、抗ヒト免疫不全ウイルス薬として開発されたが、B型肝炎ウイルスにも増殖抑制効果があることがわかり、B型肝炎の治療薬として臨床応用されている。モルヌピラビルは、新型コロナウイルス感染症に対する抗ウイルス薬として開発された薬剤のひとつである。

020 アシクロビル

b、c、e、g、h

実践問題

8-01 1

重症急性呼吸器症候群はSARSコロナウイルス1型による。

8-02 4

西ナイルウイルス感染症の多くは不顕性である。1999年にニューヨーク（アメリカ大陸）で初めてその流行が確認された。再興感染症の1つである。日本脳炎や黄熱とともに蚊媒介性感染症でもある。

8-03 4

インフルエンザワクチンは不活化されたウイルスから精製された赤血球凝集素（コンポーネントワクチン）。

8-04 2

不活化ポリオワクチンは皮下接種する。弱毒生ワクチンは感染性があり、接種後に体内で増殖するため弱毒生ワクチンの免疫誘導能は、増殖しない不活化ワクチンに比べて強い。しかし、発症を完全に予防できるわけではない。

8-05 1

肝炎ウイルスのなかでワクチンが開発されているのは、A型肝炎とB型肝炎である。

8-06 5

抗がん薬の投与、糖尿病などの慢性疾患、後天性免疫不全症候群、未熟児状態での出生は、免疫能を低下させ日和見感染症の原因となる。

8-07 1、5

8-08 3

後天性免疫不全症候群患者や臓器移植患者で免疫能が極端に低下すると、口腔内に常在するカンジダが増殖し、口内炎にとどまらず食道炎にまで進展することがある。細菌性赤痢、多発性硬化症、急性糸球体腎炎の発症には、細胞性免疫の低下とは関係がない。

8-09 4

ハンタウイルス肺症候群は、アメリカ大陸に存在するハンタウイルス（シンノンブレウイルス）感染による重症呼吸窮迫症候群で、1993年にアメリカの研究者により解明された。オーストラリアではハンタウイルス肺症候群は報告されていない。

8-10 3

MRSAにはバンコマイシンなどの抗菌薬が開発されている。

8-11 4

1類感染症に分類されているペストは、細菌性疾患である。5類感染症に指定されている疾患は7日以内に届出。2008年5月の感染症法改正時に、結核が同法の2類感染症とされ、結核予防法は廃止された。

8-12 4

細菌性疾患のなかで1類感染症に分類されているのがペスト。

8-13 5

HIV、B型肝炎ウイルス、C型肝炎ウイルス、サイトメガロウイルスは血液を介して感染する。サイトメガロウイルスはリンパ球に感染していて、輸血の際に感染する。ただし、サイトメガロウイルス感染は、臓器移植患者のような極端に免疫能が低下している場合に問題となる。

8-14 3

レジオネラは水利設備で増殖することがあり、レジオネラ肺炎（在郷軍人病）の原因となる。

8-15 1

空気感染を起こす細菌性疾患では結核が重要である。空気感染で広がるため学校などで集団発生することがある。

8-16 1

ポリオ、麻疹、風疹、流行性耳下腺炎（ムンプス）、水痘に対するワクチンの中でムンプスワクチンだけは定期接種化されていない。高齢者に対するインフルエンザワクチン、若年女性に対する子宮頸がんワクチンは定期接種化された。

8-17 1

エタノールは濃度が80％のときに殺菌作用が最も高まる。逆性石けんの消毒能はタンパク濃度が高まると逆に減弱する。アルデヒド系消毒薬は毒性が強いため、人体の消毒には用いられない。

8-18 4

母親の抗体（IgG）は胎盤を通して胎児に移行する。この母親からの移行抗体が新生児の感染症を予防する。非特異的受動免疫に分類される。

8-19 1

アルデヒド系消毒薬は毒性が強いため、人体の消毒には用いられない。

8-20 1

手術野の消毒に用いられる消毒薬はポビドンヨード系消毒薬（イソジンなど）である。

8-21 1

8-22 4

煮沸（100℃）処理では芽胞を滅菌できない。

8-23 2

B型肝炎ウイルスを含んだ血液や血液が付着した物が消毒の対象になる。B型肝炎ウイルスに対する消毒薬としては、グルタルアルデヒド（グルタラール）と次亜塩素酸ナトリウムが推奨される。次亜塩素酸ナトリウムは金属腐食性があり金属には使えない。使用後の体温計は消毒用エタノールで、排泄後の金属製の便器はホルムアルデヒドなどで消毒する。

8-24 2

後天性免疫不全症候群に対する抗血清療法は不可能である。新生児のB型肝炎ウイルス感染予防に、抗B型肝炎ウイルス抗体の投与とワクチン接種が行われる。狂犬病ウイルスに感染していると考えられる犬（狂犬）に咬まれた場合には抗狂犬病ウイルス抗体の投与とワクチン接種を行う。

8-25 3

ムンプスワクチンは予防接種法に規定されていない。インフルエンザワクチンとともに任意接種である。

8-26 3、4

8-27 1

ウイルスワクチンを分類すると次のようになる。
・不活化ワクチン：日本脳炎ワクチン、A型肝炎ワクチン、経口ポリオワクチンなど
・弱毒生ワクチン：麻疹ワクチン、風疹ワクチン、ムンプスワクチン、水痘ワクチン、黄熱ワクチンなど

・コンポーネントワクチン：B型肝炎ワクチン（B型肝炎の抗原を組換え技術を用いて人工的に製造している）、インフルエンザワクチン

8-28 3

麻疹ワクチンは、麻疹ウイルスの弱毒生ワクチンであり、感染性を有する。生後1歳から接種できる。免疫が低下している場合、麻疹ウイルスに再び感染すると麻疹を発症することがある。

8-29 3

脳脊髄液には細菌は存在しない。一方、咽頭、気道、尿路には細菌が定着している。

8-30 1

ヒトに病原性のある抗酸菌は結核菌とらい菌である。

8-31 1

抗菌薬による治療を開始する場合には、可能なかぎり細菌分離検査とその分離菌の薬剤感受性試験を行う。とくに髄膜炎や敗血症、重症感染症が疑われる場合には重要である。マラリアの診断には、血液塗抹標本のギムザ染色が有用。

8-32 3

サルファ剤が葉酸代謝阻害により抗菌作用を発揮する。アミノ配糖体系抗菌薬はタンパク合成阻害により抗菌作用を発揮する。

8-33 4

アシクロビルが有効な感染症は、単純ヘルペスウイルス1型・2型、水痘・帯状疱疹ウイルス感染症である。伝染性単核症はEBウイルスによるものでアシクロビルが無効であり、現在、有効な薬剤はない。

8-34 4

腎障害を引き起こすことの多い抗菌薬はアミノ配糖体系抗菌薬である。ST合剤はサルファ剤のことで、スルファメトキサゾール・トリメトプリム合剤のこと。

8-35 3

アムホテリシンBが代表的な抗真菌薬である。メトロニダゾールは代表的な抗原虫薬。

8-36 1

麻疹ウイルス、インフルエンザウイルス、風疹ウイルスは赤血球凝集素をウイルス表面に有する。血清学的診断に赤血球凝集抑制反応が用いられる。

8-37 2

あるウイルスに対するIgG抗体が陽性の場合、過去にそのウイルスに感染しているか、そのウイルスのワクチン接種を受けている場合である。ワクチン接種を受けていても、必ず発症が予防されるとは限らない。水痘ワクチンや麻疹ワクチンを受けていても、症状は軽いものの、それらの感染症を発症することがある。麻疹ウイルス抗体陽性であればワクチン接種の必要はないと考えられる。

8-38 3

選択肢にあげられている感染症のなかで血液関連感染症はC型肝炎のみである。

8-39 4

帯状疱疹の治療薬はアシクロビルである。性器ヘルペスは単純ヘルペスウイルスによる感染症であり、アシクロビルで治療される。

8-40 1

海外帰国者（とくに熱帯・亜熱帯地域からの帰国者）が発熱と解熱を繰り返す症状が出現した場合には、マラリアが最も疑われる。

8-41 4

細菌性髄膜炎が疑われる小児の治療には、必ず抗菌薬投与前に脳脊髄液や血液培養検査を行い、検査結果の出る前に迅速に広域スペクトル抗菌薬を投与する。原因菌が同定された場合には、その菌に有効な抗菌薬に変更する。

8-42 3

コレラ患者の半数以上は輸入感染症例であるが、現在でも日本で流行している。

8-43 4

8-44 5

細胞毒性が認められ、細胞増殖効率が低下するのは、アシクロビル濃度が100μg/mL以上になったときである。

9 主な病原細菌と細菌感染症

001 黄色ブドウ球菌
①陽性 ②球状 ③伝染性膿痂疹 ④エンテロトキシン ⑤表皮剥脱性毒素 ⑥毒素性ショック症候群 ⑦メチシリン耐性黄色ブドウ球菌

002 化膿性レンサ球菌感染症
①陽性 ②球菌 ③α ④β ⑤A ⑥溶血毒 ⑦発熱 ⑧ストレプトキナーゼ ⑨ヒアルロニダーゼ ⑩猩紅熱 ⑪リウマチ熱 ⑫急性糸球体腎炎

003 化膿性レンサ球菌
c、d、e、f、g

004 B群レンサ球菌
e

解説 B群レンサ球菌は、分娩時に産道感染経路により新生児に感染することが多い。その結果、B群レンサ球菌は新生児の細菌性髄膜炎の原因になることがある。新生児細菌性髄膜炎の原因菌としては、大腸菌とともに重要である。

005 細菌と疾患

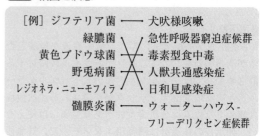

006 百日咳
①陰性 ②桿菌 ③百日咳 ④百日咳 ⑤上皮 ⑥線毛 ⑦分泌物 ⑧カタル ⑨痙咳 ⑩マクロライド ⑪コンポーネント ⑫破傷風 ⑬不活化ポリオ

007 レジオネラ症
①陰性 ②桿菌 ③循環濾過式 ④水利 ⑤エアロゾル ⑥空気感染 ⑦細胞内寄生 ⑧呼吸 ⑨急性呼吸窮迫症候群 ⑩在郷軍人病 ⑪4 ⑫ただち ⑬ポンティアック熱

008 淋病
①ナイセリア ②陰性 ③球菌 ④性 ⑤尿道 ⑥子宮頸管 ⑦排尿時痛 ⑧顕性 ⑨不顕性 ⑩泌尿・生殖器 ⑪不妊 ⑫化膿性結膜炎 ⑬膿漏眼 ⑭点眼 ⑮ペニシリン

009 細菌感染症の母子感染予防
a

010 大腸菌
①陰性 ②桿菌 ③鞭毛 ④O ⑤H ⑥K ⑦腸管出血性大腸菌 ⑧157 ⑨7 ⑩⑪ベロ毒素、志賀毒素［順不同］ ⑫溶血性尿毒症症候群 ⑬膀胱

炎　⑭B群レンサ球菌　⑮3　⑯ただちに

011 赤痢菌
①志賀赤痢菌　②志賀潔　③④志賀毒素、ベロ毒素
[順不同]　⑤輸入　⑥3

012 ペスト
①陰性　②桿菌　③北里柴三郎　④ネズミ　⑤ノミ
⑥腺　⑦肺　⑧敗血症　⑨黒死病　⑩ヨーロッパ
⑪インド　⑫輸入　⑬1

013 細菌と疾患
①髄膜炎菌　②淋菌　③腸管出血性大腸菌
④レジオネラ・ニューモフィラ　⑤バルトネラ・ヘ
ンセレ　⑥ボツリヌス菌　⑦化膿性レンサ球菌　⑧
MRSA　⑨ペスト菌　⑩チフス菌

解　説　ウォーターハウス-フリーデリクセン症候
群とは、髄膜炎菌による髄膜炎に合併して播種性血
管内凝固症候群（DIC、血管内で血液凝固が進行し
血液凝固因子が浪費される結果、重度の出血傾向が
現れる）による出血性紫斑など、重症合併症を伴う
病態を指す。

014 細菌性食中毒
①サルモネラ　②黄色ブドウ球　③短い　④感染型
⑤腸管出血性大腸　⑥毒素型　⑦ボツリヌス　⑧⑨
ベロ、志賀［順不同］　⑩コレラ

解　説　腸管出血性大腸菌O-157の産生するベロ毒
素の分子構造は、赤痢菌の産生する志賀毒素と同じ
である。バクテリオファージ（細菌に感染するウイ
ルス）により赤痢菌からベロ毒素を産生する遺伝情
報（DNA）が腸管出血性大腸菌O-157の遺伝子
（DNA）に組み込まれたと考えられている。ベロ毒
素の名前は、ベロ毒素にミドリザルの腎臓から樹立
されたベロ（Vero）細胞に対して致死性の毒性を
発揮する作用があることに由来する。

015 細菌性食中毒
①黄色ブドウ球菌　②腸炎ビブリオ菌　③サルモネ
ラ菌　④腸管出血性大腸菌

解　説　黄色ブドウ球菌による食中毒の食品におに
ぎりが比較的多いのは、おにぎりをつくる過程で手
指に存在する黄色ブドウ球菌がおにぎりに移ること
が原因である。新鮮な魚介類には腸炎ビブリオ菌が
付着していることが多い。ニワトリはサルモネラ菌
に汚染されていることもあり、生卵が原因でサルモ
ネラ症が流行することがある。牛などの家畜は、腸
管出血性大腸菌に汚染されていることがある。

016 細菌性食中毒
a

解　説　毒素型食中毒では感染型食中毒に比べて食
品摂取から発症までの時間が短く、数時間のことが
多い。

017 インフルエンザ菌感染症
①陰性　②桿菌　③b　④髄膜炎　⑤肺炎球菌　⑥
アンピシリン

018 コレラ
①鞭毛　②O1抗原　③O1　④非O1　⑤コレラ
毒素　⑥アジア　⑦エルトール　⑧輸入　⑨3

019 グラム陽性桿菌
d、f

020 炭疽
①陽性　②桿菌　③コッホ　④人獣共通感染症　⑤
莢膜　⑥芽胞　⑦皮膚炭疽　⑧肺炭疽　⑨腸炭疽
⑩芽胞

021 破傷風
①クロストリジウム　②陽性　③桿菌　④鞭毛　⑤
芽胞　⑥嫌気　⑦破傷風　⑧テタノスパスミン　⑨
牙関緊急　⑩開口　⑪呼吸筋　⑫百日咳

解　説　牙関緊急とは破傷風の初期に現れる特徴的
症状の1つで、顎の筋肉のけいれんにより口が開か
ない状態を指す。

022 破傷風
a、d、e、i

023 ボツリヌス
①クロストリジウム　②陽性　③桿菌　④鞭毛　⑤
芽胞　⑥ボツリヌス　⑦嫌気　⑧運動神経麻痺　⑨
ボツリヌス中毒　⑩飯寿司　⑪乳児ボツリヌス症
⑫外傷性ボツリヌス症　⑬抗毒素血清

024 ヘリコバクター・ピロリ菌感染症
①陰性　②桿菌　③マーシャル　④胃粘膜　⑤ノー
ベル　⑥ウレアーゼ　⑦尿素　⑧アンモニア　⑨胃
酸　⑩再発　⑪抗菌

解　説　ウレアーゼは尿素を加水分解により二酸化
炭素とアンモニアに分解する酵素で、胃潰瘍の原因
菌であるヘリコバクター・ピロリ菌もウレアーゼを
産生する。胃酸分泌により酸性に傾いている胃粘膜
において、ウレアーゼによりアンモニアを産生して
胃酸を中和し、自らの生息を可能にしている。胃粘
膜におけるウレアーゼ活性を調べることにより、ヘ

リコバクター・ピロリ菌の存在を確かめることができる（ウレアーゼテスト）。

025 梅毒
①陰性　②桿菌　③らせん　④陰性　⑤球菌　⑥淋病　⑦性　⑧接触　⑨3　⑩初期硬結　⑪硬性下疳　⑫3　⑬梅毒性バラ疹　⑭丘疹性梅毒疹　⑮扁平コンジローマ　⑯3　⑰ゴム腫　⑱10　⑲垂直　⑳胎盤

026 ジフテリア
①陽性　②桿菌　③ジフテリア毒素　④抗毒素血清　⑤北里柴三郎　⑥染色体　⑦ファージ（バクテリオファージ）　⑧偽膜　⑨鼻咽頭　⑩喉頭　⑪犬吠様　⑫心　⑬ジフテリア後麻痺　⑭ジフテリアトキソイド　⑮2　⑯ただち

027 結核
①陽性　②桿菌　③結核　④遅い　⑤長　⑥空気感染　⑦肺　⑧乾酪壊死　⑨糖尿病　⑩HIV　⑪免疫能低下　⑫粟粒結核　⑬肺外結核　⑭BCGワクチン　⑮弱毒生ワクチン

028 トラコーマクラミジア
①小さな　②泌尿・生殖器　③トラコーマ　④性活動　⑤卵管炎　⑥産道感染　⑦⑧肺炎、結膜炎［順不同］　⑨マクロライド

実践問題

9-01 2
化膿性レンサ球菌はグラム陽性球菌で、大腸菌とインフルエンザ菌がグラム陰性桿菌。淋菌はグラム陰性球菌である。

9-02 1
ベロ毒素、志賀毒素、発熱毒素は、それぞれ腸管出血性大腸菌O-157、赤痢菌、化膿性レンサ球菌が産生する菌体外毒素。

9-03 1
ウォーターハウス-フリーデリクセン症候群、表皮剥脱性皮膚炎、溶血性尿毒症症候群は、それぞれ髄膜炎菌感染症、黄色ブドウ球菌感染症、腸管出血性大腸菌O-157による合併症である。

9-04 4
広域スペクトル抗菌薬を投与されると、腸内細菌叢において多くの菌（抗菌薬に感受性）の増殖が抑

制され、ディフィシル菌が優勢となり偽膜性腸炎を引き起こすことがある。

9-05 2
溶血性尿毒症症候群は、腸管出血性大腸菌O-157が産生するベロ毒素が原因。

9-06 3、4
黄色ブドウ球菌の産生するエンテロトキシン、ボツリヌス菌の産生するボツリヌス毒素が毒素型食中毒の原因。

9-07 2、3
梅毒トレポネーマ母子感染は経胎盤感染による垂直感染である。産道経路により新生児が感染する細菌性病原体では、B群レンサ球菌、淋菌、トラコーマクラミジアなどが重要であり、産道感染を引き起こすことがあるウイルスでは単純ヘルペスウイルスやB型肝炎ウイルスが重要である。

9-08 3
いわゆる感染症法の1類感染症には、ペストのほかにエボラ出血熱、マールブルグ病、クリミア・コンゴ出血熱、ラッサ熱、南米出血熱などのウイルス性出血熱、天然痘（痘瘡）が指定されている。

9-09 1
BCGワクチンは牛結核菌から作製された生ワクチンである。破傷風ワクチン、ジフテリアワクチンはトキソイドワクチン、ボツリヌスにはワクチンはない。

9-10 4
腸管出血性大腸菌O-157に対する抗毒素血清療法は開発されていない。犬に咬まれて狂犬病ウイルスに感染している可能性がある場合には、抗狂犬病ウイルス抗体を含むガンマグロブリン製剤を投与することが必要。ボツリヌスや破傷風には抗毒素血清療法が確立されている。

9-11 4
レジオネラ菌（レジオネラ肺炎、在郷軍人病）、チフス菌（腸チフス）の感染に媒介する生物はいない。ペスト菌（ペスト）の感染にはノミが媒介。ライム病ボレリア（ライム病）の感染にはマダニが媒介。

9-12 4
梅毒トレポネーマ、淋病、性器クラミジア、性器ヘルペス、後天性免疫不全症候群など垂直感染の原

因となる性感染症が多い。性感染症はすべて接触感染。性交時のコンドームの使用は、完全ではないものの感染リスクを格段に低下させる。

9-13 1
コレラは3類感染症に指定されている。

9-14 3
梅毒はヒトだけの感染症であり、人獣共通感染症ではない。

9-15 1、2
肺炎球菌とインフルエンザ菌は乳幼児の細菌性髄膜炎の原因として頻度が高い。B群レンサ球菌と大腸菌が新生児細菌性髄膜炎の代表的原因菌。髄膜炎菌による髄膜炎は重要ではあるが、頻度は低い。

9-16 4
破傷風菌を発見したのは北里柴三郎。

9-17 2
ヘリコバクター・ピロリ菌は、グラム陰性桿菌でらせん状の形態を示す。胃・十二指腸潰瘍の原因菌。

9-18 1
レストスピラ症は、レストスピラ属の菌に汚染された各種動物（ウシ、ブタ、ヒツジなどの家畜が多い）の尿などを介してヒトに感染する全身感染である。梅毒、結核、ジフテリアはヒトからヒトへ感染し、これらの病原体はヒトの間で維持されている。

9-19 4
BCGは弱毒生ワクチンである。ジフテリアワクチンと破傷風ワクチンはトキソイドワクチンである。

9-20 3
結核菌に感染しても、多くは不顕性感染である。

9-21 3
結核とジフテリアは2類感染症に、コレラは3類感染症に指定され、ただちに報告。後天性免疫不全症候群は5類感染症に指定されている。

9-22 3

9-23 4
コレラ、A型肝炎ウイルス、ポリオは水系感染経路で感染が広がる。衛生環境が悪いと流行する。サ

ルモネラは食中毒の原因であるが、水系感染経路で広がることはない。

9-24 2
レジオネラ菌は食中毒の原因にならない。

9-25 1

9-26 3、5
腸炎ビブリオ感染症の原因の主な食品は新鮮な魚介類。黄色ブドウ球菌の毒素は、加熱で不活化できない。毒素性大腸菌による食中毒の場合、大腸菌の増殖する時間（数日）が必要。

9-27 4
破傷風の治療には抗菌薬投与のほかに抗毒素血清療法が必要である。

9-28 3
乳酸桿菌（デーデルライン桿菌）は、腟の正常細菌叢の1つで、腟粘膜を酸性に維持し、病原微生物の増殖を抑制する。抗菌薬の投与により乳酸桿菌が減少し（菌交代症）、カンジダなどによる腟炎を発症することがある。

9-29 3
ペストの媒介生物はノミ。

9-30 3
院内感染予防のために手洗いは重要であるが、個人のハンカチは病原細菌に汚染されていることがあるため、使い捨てのペーパータオルを使用することが重要である。

9-31 3、4
淋菌とB群レンサ球菌は産道感染。

9-32 2
らい菌は現在でも人工的に増殖させることができない。分離検査は不可能である。

9-33 2
結核菌の感染のみ空気感染経路で広がる。

9-34 3
腸炎ビブリオ菌は食中毒（食品の摂取）、梅毒トレポネーマと淋菌は性感染症の原因で接触感染により感染が広がる。一方、髄膜炎菌の感染は飛沫感染経路で広がる。

9-35 2

MRSAには一般的にバンコマイシンを使用する。

9-36 4

梅毒は感染症法では5類感染症に指定されている。

9-37 2

リステリア・モノサイトゲネシスが細胞内寄生菌。

9-38 2

淋菌は、グラム陰性球菌（双球菌）。化膿性レンサ球菌と黄色ブドウ球菌はグラム陽性球菌、破傷風菌はグラム陽性桿菌。

9-39 2

ボツリヌス毒素に対する中和抗体を高濃度に含むグロブリン製剤を投与する。すなわち特異的受動免疫を付与する治療法である。

9-40 1

結核菌の感染は空気感染経路で広がるため、その感染予防にはサージカルマスクでは不完全である。N95規格の高性能マスクが必要。

9-41 3

結核菌に対する細胞性免疫の程度を調べるには、ツベルクリンの皮内反応を調べる検査が有用である。ツベルクリンには結核菌成分が含まれる。

9-42 4

発疹熱チフスは発疹熱リケッチアによる感染症で、ノミにより媒介される。そのほかのノミにより媒介される感染症ではペストが重要である。

9-43 4

性器クラミジア（泌尿生殖器感染）は性感染症の1つ。とくに女性では不顕性感染のことが多い。垂直感染の場合、その経路は産道感染である。

9-44 1

性器クラミジア感染症は不顕性感染のことが比較的多いため感染が拡がりやすい。女性では卵管炎を引き起こし、不妊の原因となることもある。性パートナーの治療も必要である。

9-45 2

帯状疱疹は、水痘・帯状疱疹ウイルスによる。ツツガムシ病はリケッチア、伝染性腸炎は細菌やウイルス、オウム病はクラミジアによる。

9-46 2

10 主な病原真菌と真菌症

001 表在性皮膚真菌症

①トリコフィトン ②ミクロスポルム ③エピデルモフィトン ④皮膚糸状菌 ⑤皮膚糸状菌症 ⑥白癬 ⑦深部皮膚白癬症 ⑧頭部白癬 ⑨体部白癬 ⑩足白癬 ⑪爪白癬

002 表在性皮膚真菌症

b、c、e

解 説 伝染性膿痂疹は黄色ブドウ球菌、帯状疱疹は水痘・帯状疱疹ウイルス、伝染性紅斑はヒトパルボウイルスB19による。

003 表在性皮膚真菌症

a

004 カンジダ・アルビカンス

①不顕性 ②日和見 ③正常細菌叢 ④菌交代症 ⑤耐性 ⑥皮膚 ⑦鵞口瘡 ⑧食道 ⑨腟

解 説 皮膚カンジダ症はカンジダ性皮膚炎ともよばれる。乳児のいわゆる「おむつかぶれ」はおむつとの接触部位に炎症性病変（湿疹）がみられるのに対して、病変が股関節部位の間擦部（くぼみ）の湿ったところにみられる場合にはカンジダによることが多い。健康なヒトでは腸管や腟などの粘膜に多くの非病原性細菌が定着している。これらの細菌を総称して正常細菌叢という。この正常細菌叢のおかげで健康が維持されている。広域スペクトル抗菌薬を投与することにより正常細菌叢が減少すると、特定の細菌や真菌が増殖し始め疾患を引き起こすことがある。

005 日和見真菌症

①易感染者 ②カンジダ ③皮膚 ④播種性 ⑤アムホテリシンB ⑥クリプトコックス・ネオフォルマンス ⑦ニューモシスチス・イロベジー ⑧サイトメガロウイルス ⑨帯状疱疹 ⑩深在性

006 輸入真菌症

①輸入真菌症 ②強く ③コクシジオイデス ④ヒストプラズマ ⑤マルネッフェイ型ペニシリウム ⑥増加

007 輸入真菌症

b、e、f、h

008 輸入真菌症

a

解 説 輸入真菌症のなかで感染症法に指定されているのはコクシジオイデス症（4類感染症）のみである。

実践問題

10-01 2

カンジダ・アルビカンスによる口腔内の酒粕状の皮膚粘膜病変を鵞口瘡という。免疫不全患者ではカンジダ・アルビカンスによる皮膚粘膜病変を発症することが多く、治療に難渋することが多い。一方、健康な乳児でも鵞口瘡はまれではないが、軽症で適切に治療すると簡単に治癒する。

10-02 2

クリプトコックス症は代表的な真菌性人獣共通感染症の1つである。

10-03 4

コクシジオイデス症は日本では輸入真菌症の1つで、アメリカ大陸が主な流行地である。

10-04 4

ストレプトマイシンは抗菌薬で、抗真菌薬ではない。

10-05 5

女性は妊娠すると免疫能が低下する。妊娠によりカンジダ性腟炎が発症しやすくなる。

10-06 2、3

ほとんどのヒトはカンジダ・アルビカンスに感染しているが、多くは不顕性である。

10-07 2

カンジダ・アルビカンスは代表的日和見感染症の1つ。真菌による日和見感染症の原因として最も頻度が高い。

10-08 3

好発部位は、おむつにより湿度が高まりカンジダの増殖に好都合の条件がそろう陰股部である。口腔内も好発部位（鵞口瘡）。

10-09 4

癜風の原因真菌はマラセチア・フルフル。

10-10 1

スポロトリコーシスは、スポロトリックス・シェンキイが皮膚に感染し、慢性の結節（しこり）や潰瘍性の病変を生じる真菌感染症である。スポロトリックス・シェンキイは自然環境中に存在する真菌であり、日本では南の地方に多い。外傷などによる傷口を介した皮膚経路でヒトに感染するため、外傷を受けやすい小児に多い。また、成人では農作業者に多い。好発部位は顔面や手から前腕部の皮膚である。

10-11 3

女性は妊娠すると免疫が低下することが知られているが、妊婦において深在性真菌症を発症しやすいということはない。

10-12 4

マラセチア・フルフルは癜風の原因真菌で、深在性真菌感染症の原因となることはほとんどない。

10-13 2

アシクロビルは抗ヘルペスウイルス薬、ペニシリンGとバンコマイシンは抗菌薬（抗生物質）で真菌には全く効果はない。

10-14 4

クリプトコックス・ネオフォルマンスによる髄膜炎の場合には、検体（髄液）を墨汁染色して顕微鏡で観察すると、菌体と墨汁に染まらない莢膜が特徴的な所見を呈する。

10-15 4

健康なヒトでは鵞口瘡の好発期は乳児期である。ただし、次いで老年期が鵞口瘡の好発年齢。

10-16 3

マラセチア・フルフルの引き起こす表在性皮膚真菌症が癜風である。近年、マラセチア・フルフルが毛包炎（毛穴：毛根を包んでいる部位の炎症）や脂漏性湿疹の重要な原因菌の1つであることが明らかにされた。白癬は皮膚糸状菌による。

10-17 3

マルネッフェイ型ペニシリウム症の多発地域は東南アジアである。

10-18 4

スポロトリックス・シェンキイは外界（自然環境）に存在している真菌である。免疫抑制状態にある患者の深部真菌症の原因になることはない。

10-19 2

最近、トリコスポロン属真菌が夏型過敏性肺臓炎の原因であることが明らかにされた。トリコスポロン属真菌に対するアレルギー反応が原因で、増殖しやすい夏季に増加する。

10-20 5

サイトメガロウイルス、緑膿菌、カンジダ・アルビカンス、アスペルギルス・フミガーツスはすべて日和見病原体である。

10-21 4

輸入真菌症の原因となる真菌は、吸入（経気道経路）により感染することがほとんどである。

11 主な病原原虫と原虫症

001 腸管寄生性原虫
①赤痢アメーバ原虫　②ランブル鞭毛虫　③嚢子（シスト）　④成熟嚢子　⑤ジアルジア　⑥性　⑦4～5　⑧栄養型　⑨オーシスト　⑩5　⑪7日以内

002 クリプトスポリジウム症
①胞子虫類　②腸管寄生　③4～5　④水道　⑤人獣共通　⑥5　⑦7日以内

003 クリプトスポリジウム・パルブム
b、c、e、f、g

004 赤痢アメーバ原虫
a、d、g

005 ジアルジア（ランブル鞭毛虫）
b、d、e、g

006 腟トリコモナス原虫
①性　②女性　③栄養型　④前鞭毛　⑤後鞭毛　⑥性行為　⑦腟トリコモナス症　⑧無症状　⑨メトロニダゾール　⑩性パートナー

007 腟トリコモナス症
a、b、e

008 感染症と媒介生物
①ハマダラカ　②サシチョウバエ　③サシガメ　④ツェツェバエ　⑤媒介生物なし

009 トキソプラズマ・ゴンディ
①ネコ　②人獣共通　③栄養型　④オーシスト（卵嚢子）　⑤不顕性　⑥感染防御能（免疫能でも可）　⑦網膜炎　⑧胎盤　⑨先天性トキソプラズマ症

010 トキソプラズマ症
a、d、f

011 トリパノソーマ原虫
①トリパノソーマ原虫　②熱帯・亜熱帯　③ガンビア・トリパノソーマ原虫　④ローデシア・トリパノソーマ原虫　⑤クルーズ・トリパノソーマ原虫　⑥人獣共通　⑦ツェツェバエ　⑧サシガメ　⑨シャーガス

012 リシューマニア症
①熱帯・亜熱帯　②サシチョウバエ　③内臓リーシュマニア症　④ドノバンリーシュマニア原虫　⑤熱帯リーシュマニア原虫　⑥ブラジルリーシュマニア原虫

013 マラリア
①マラリア　②熱帯・亜熱帯　③輸入　④⑤⑥熱帯熱マラリア原虫、三日熱マラリア原虫、四日熱マラリア原虫［順不同］　⑦ハマダラカ　⑧赤血球　⑨三日熱マラリア　⑩四日熱マラリア　⑪熱帯熱マラリア　⑫末梢血（血液でも可）　⑬4　⑭ただち

014 マラリア
d、e

015 マラリア
c、e、f、h

実践問題

11-01 3

クリプトスポリジウム原虫のオーシストは感染力が強く、塩素系消毒薬では死なない。先進国でも水道水を介しての集団感染が多発しており、プールでの集団感染、汚染食品による集団感染も世界各地で発生している。

11-02 3

妊婦がトキソプラズマ・ゴンディに感染すると経

胎盤的に胎児は感染する。胎児は流産、死産となることが多く、出産されても新生児に網脈絡膜炎、水頭症、脳内石灰化、精神・運動障害などを伴ったトキソプラズマ性髄膜脳炎を徴候とする重篤な症状が発現する（先天性トキソプラズマ症）。

11-03 5
サイトメガロウイルス、トキソプラズマ・ゴンディ、風疹ウイルス、梅毒トレポネーマ、すべて経胎盤経路で母子感染する。

11-04 1
感染症法でマラリアは「4類感染症」に指定されている。一方、ジアルジア症、アメーバ赤痢、クリプトスポリジウム症は「5類感染症」に指定されている。

11-05 3
腟トリコモナス原虫はヒトからヒトへ感染（性行為を介した接触感染）する。人獣共通感染症ではない。

11-06 4
トキソプラズマ・ゴンディ（トキソプラズマ症の原因原虫）のヒトへの感染には媒介生物は介在しない。

11-07 2
B群レンサ球菌は女性の腟に定着している細菌の1つであるが、性感染症には含まれない。B群レンサ球菌に感染してもヒトが尿道炎や腟炎などの症状を呈することはない。

11-08 1
現在、ヨーロッパ（地中海沿岸）ではマラリアは流行していない。

11-09 1
マラリアの診断には、末梢血（末梢血液）の塗抹標本をギムザ染色してマラリア原虫体を検出することが有用。血液中のマラリア原虫を検出する診断キットも用いられている。

11-10 1
熱帯熱マラリア原虫が最も重症のマラリアを引き起こす。

11-11 1
マラリア患者から直接ほかのヒトに感染することはない。マラリア患者の治療にあたって、隔離する

必要は全くない。

11-12 2
マラリアはかつて日本で流行していたことがあるが、現在では流行していない。リーシュマニア原虫、トリパノソーマ原虫は日本には存在しない。

12 主な病原ウイルスとウイルス感染症

001 ポックスウイルス科
①DNA　②痘瘡ウイルス　③2　④規則的　⑤1960　⑥世界保健機関（WHO）　⑦痘瘡ワクチン（天然痘ワクチン）　⑧ジェンナー　⑨接触

002 ヘルペスウイルス科
①②口唇、眼［順不同］　③陰部　④潜伏　⑤単純ヘルペスウイルス1型　⑥⑦口唇ヘルペス、眼瞼ヘルペス［順不同］　⑧単純ヘルペスウイルス2型　⑨再発性陰部ヘルペス　⑩急性歯肉口内炎　⑪⑫淋病、梅毒［順不同］　⑬新生児ヘルペス　⑭アシクロビル

003 ヘルペスウイルス科
①ヘルペスウイルス　②水痘・帯状疱疹ウイルス　③2　④良好　⑤知覚　⑥帯状疱疹

004 ヘルペスウイルス科
a、c、d、e
解説 サイトメガロウイルスやヒトヘルペスウイルス6型には、多くのヒトは小児期に感染する。これらのウイルスに感染しているヒトの唾液や尿にはウイルスが含まれている。主に母親から感染する。成人では80〜90%がこれらのウイルスに感染している。免疫不全患者におけるサイトメガロウイルス肺炎や網膜炎は、潜伏感染しているウイルスの再活性化による。ヘルペス科ウイルスの重要な特徴に、潜伏感染して再活性化することがあげられる。色素沈着を残して治癒するウイルス性発疹症は麻疹である。ヒトヘルペスウイルス6型による突発性発疹は色素沈着を残さない。サイトメガロウイルス感染症に有効な薬剤はガンシクロビルとよばれるグアノシン誘導体である。

005 ヘルペスウイルス科
①γ-ヘルペスウイルス　②不顕性　③伝染性単核症　④異型リンパ球　⑤⑥バーキットリンパ腫、上咽頭がん［順不同］　⑦カポジ肉腫
解説 EBウイルスに感染しても多くのヒトでは

不顕性感染であり症状を呈さない。しかし、まれに「伝染性単核症」とよばれる発熱、咽頭喉頭炎、肝脾腫、末梢血液中の異型リンパ球の増加がみられる病気を引き起こす。EBウイルスに未感染のヒトがキスを介した接触感染によりEBウイルスに初めて感染すると、伝染性単核症を発症することが多いことから、俗にキス病（kissing disease）ともよばれる。

006 アデノウイルス科
a、f、g、h、i

解説 アデノウイルス40型、41型は小児の消化器感染症（下痢症）を起こす重要な病原ウイルスである。上気道炎の小児から分離されるアデノウイルスの血清型は、1型から5型が多い。アデノウイルスによる咽頭結膜熱はプール熱ともよばれる。

007 ポリオ
①ピコルナウイルス ②エンテロウイルス ③RNA ④急性灰白髄炎 ⑤糞口 ⑥不顕 ⑦1 ⑧前角 ⑨運動 ⑩不活化 ⑪経皮 ⑫2

008 ポリオ
b、c、g、i

解説 野生型ポリオウイルスによる急性灰白髄炎は、近年日本では発生していない。しかし、海外で流行が続いていること、また、ワクチン株が野生型と同等の病原性のあるウイルスに変異することもある、などの理由から、ワクチン接種を中止できない。日本では、2012年9月より不活化ワクチンの定期接種が導入された。不活化ポリオワクチン接種においては、複数回（4回）の接種が必要とされる。

009 レオウイルス科・カリシウイルス科
b、c、e、f、g、h、i

010 風疹
①2～3 ②経胎盤 ③初期 ④難聴 ⑤⑥白内障、緑内障［順不同］ ⑦心疾患 ⑧⑨小頭症、精神運動発達遅滞［順不同］ ⑩弱毒生

011 麻疹
①パラミクソウイルス ②RNA ③麻疹 ④一次 ⑤二次 ⑥はしか ⑦コプリック斑 ⑧亜急性硬化性全脳炎 ⑨弱毒生 ⑩3

012 ムンプス
①パラミクソウイルス ②RNA ③飛沫 ④おたふくかぜ ⑤不顕性 ⑥耳下腺 ⑦精巣炎（睾丸炎でも可） ⑧卵巣炎 ⑨髄膜炎 ⑩難聴

⑪弱毒生 ⑫耳下腺の腫脹

013 RSウイルス
①パラミクソウイルス ②RNA ③下 ④上 ⑤冬 ⑥細気管支炎

014 トガウイルス科・パラミクソウイルス科
d、f、h、i、j

015 狂犬病
①ラブドウイルス ②RNA ③狂犬病 ④砲弾 ⑤イヌ ⑥コウモリ ⑦100 ⑧狂犬病ワクチン ⑨グロブリン ⑩不活化 ⑪4 ⑫ただちに

016 フラビウイルス科
①黄熱ウイルス ②デングウイルス ③西ナイルウイルス ④日本脳炎ウイルス ⑤ダニ媒介性脳炎ウイルス

017 インフルエンザ
a、d、e、f、g、h、j

018 2009年パンデミックインフルエンザ
d、f、g、j

019 高病原性鳥インフルエンザ
①限局的 ②世界的 ③約50％ ④0.1％以下 ⑤低い ⑥高い ⑦下気道粘膜 ⑧上気道粘膜 ⑨トリ型受容体 ⑩ヒト型受容体 ⑪ニワトリやアヒル ⑫ヒト

020 ウイルス性出血熱
①ラッサ熱 ②エボラ出血熱とマールブルグ病 ③クリミア・コンゴ出血熱 ④南米出血熱

021 レトロウイルス科
①成人T細胞白血病 ②後天性免疫不全症候群 ③性行為（男性→女性）あるいは授乳（母→子） ④⑤性行為（男性←→女性）あるいは授乳（母→子）、血液感染［順不同］ ⑥約50年 ⑦約10年 ⑧特異的治療はない ⑨抗HIV薬の投与 ⑩授乳しない ⑪妊婦への抗HIV薬の投与 ⑫授乳しない ⑬環太平洋地域やカリブ海地域の一部 ⑭世界中 ⑮なし ⑯なし

022 ヒト免疫不全ウイルス
①RNA ②後天性免疫不全症候群 ③逆転写酵素 ④モンタニエ ⑤母子 ⑥アジア ⑦無症候性キャリア ⑧10 ⑨抗体 ⑩抗原 ⑪ウインドウ ⑫5 ⑬7日以内

解説 HIV感染から抗体が検出されるようになるまで、通常2週間以上を要する。HIVに感染すると血液にHIVが存在し、HIV抗体が検出されない時期が生じる。このような期間をウインドウ期という。この時期に献血された血液を輸血されたヒトがHIVに感染したという事故が発生している。

023 後天性免疫不全症候群

a、d、g、i

解説 後天性免疫不全症候群には多くの有効な薬剤が開発されている。抗HIV薬による治療法の開発により後天性免疫不全症候群への治療効果は改善されている。有効な抗HIV薬が開発され、その抗HIV薬を適切に投与することで、後天性免疫不全症候群は治癒する疾患となっている。ただしHIVは体内から排除されることはないので生涯にわたる抗HIV薬の投与が必要である。

024 B型肝炎ウイルス

①DNA　②HBs　③HBe　④血液　⑤急性
⑥劇症　⑦慢性　⑧肝硬変　⑨肝細胞がん
⑩母子　⑪HBワクチン

025 C型肝炎ウイルス

①フラビウイルス　②RNA　③球　④B　⑤血液
⑥急性　⑦持続　⑧慢性　⑨中和抵抗性　⑩肝硬変
⑪肝細胞がん　⑫腫瘍　⑬5　⑭7日以内

026 肝炎ウイルス感染症

a、c、d、h、i、j

027 小児の呼吸器感染症

b、d、e、g、j

028 免疫不全とウイルス感染症

①潜伏感染　②③肺炎、網膜炎［順不同］　④帯状疱疹　⑤JCウイルス　⑥ガンシクロビル　⑦アシクロビル

029 ウイルスと疾患

①ヒトパルボウイルスB19　②水痘・帯状疱疹ウイルス　③単純ヘルペスウイルス　④アデノウイルス
⑤アデノウイルス　⑥JCウイルス　⑦ヒトパピローマウイルス　⑧ヒトパルボウイルスB19　⑨EBウイルス　⑩ヒトヘルペスウイルス8型

解説 進行性多巣性白質脳症（progressive multifocal leukoencephalopathy；PML）とはJCウイルス（ポリオーマウイルス属）によって発症する脱髄性脳炎である。JCウイルスには成人の70％が感染しているが不顕性である。しかし、臓器移植やエイ

ズなどにより免疫不全状態となると発症する。
尖圭コンジローマはヒトパピローマウイルスによる陰部に発生する乳頭状腫瘍性病変である。
ヒトパルボウイルスB19は伝染性紅斑の原因ウイルスであるが、妊婦が感染すると経胎盤経路で胎児に感染して胎児水腫を引き起こすことがある。

030 新興ウイルス感染症

①2002　②2003　③④⑤⑥中国国内、ベトナム、カナダ、シンガポール［順不同］　⑦8000　⑧800　⑨SARSコロナウイルス1型　⑩院内感染　⑪アジア
⑫アフリカ　⑬新興感染症　⑭人獣共通感染症

031 新興ウイルス感染症

①コウモリ　②SARS　③武漢市　④5　⑤メッセンジャーRNAワクチン　⑥2　⑦緊急事態宣言
⑧オミクロン　⑨季節性インフルエンザ

032 新興ウイルス感染症

①4　②4　③b、e、f、h、i

実践問題

12-01 3

痘瘡（天然痘）に有効なワクチン（牛痘種痘法）を開発したのはイギリスのジェンナーで、1796年のことである。1977年のソマリアでの天然痘患者を最後に痘瘡は根絶された。

12-02 2

単純ヘルペスウイルスや水痘・帯状疱疹ウイルスなどのヘルペスウイルス科の特徴は潜伏感染することである。

12-03 1、2

単純ヘルペスウイルス2型はヒトの陰部に感染して性器ヘルペスを引き起こす。性感染症の1つ。小児の急性歯肉口内炎を引き起こすのは単純ヘルペスウイルス1型。いまだに有効なワクチンは開発されていない。

12-04 4

帯状疱疹は小児でもみられるが、比較的高齢者に多い病気である。水痘ワクチンは弱毒生ワクチンで、日本のみならず海外でも用いられている。

12-05 3

12-06 4

サイトメガロウイルス感染症の多くは不顕性である。多くのヒトは小児期に母から感染する。成人になるころには約80％のヒトが抗体陽性になる。

12-07 2

免疫不全患者ではサイトメガロウイルスによる肺炎や網膜炎を発症することがあり、抗ウイルス薬「ガンシクロビル」で治療される。潜伏感染しているウイルスの再活性化が原因である。

12-08 2

肝炎ウイルスのなかで腫瘍ウイルスはB型肝炎ウイルスとC型肝炎ウイルスである。

12-09 1

ウイルスが原因の脳腫瘍は報告されていない。バーキットリンパ腫はEBウイルス、子宮頚がんはヒトパピローマウイルス、肝細胞がんはB型肝炎ウイルスとC型肝炎ウイルスによることがある。

12-10 2

急性出血性膀胱炎はアデノウイルス（血清型11型など）、小児麻痺はポリオウイルス、細気管支炎はRSウイルスによる。

12-11 3

RSウイルスが小児気道感染症の重要な病原ウイルスで、肺炎などの下気道感染症で入院する乳幼児の約半数がRSウイルスによる。

12-12 4

12-13 1

伝染性単核症はEBウイルスの初感染による全身感染症である。ヒトパルボウイルスB19の引き起こす発疹性疾患は伝染性紅斑である。

12-14 4

麻疹はヒトだけの感染症である。

12-15 1

肝炎にワクチンが開発されているのはA型肝炎ウイルスとB型肝炎ウイルスである。A型肝炎ワクチンは不活化ワクチンで、B型肝炎ワクチンはコンポーネントワクチンである。

12-16 4

カポジ肉腫はヒトヘルペスウイルス8型による腫瘍性病変で、後天性免疫不全症候群患者に発症することが多い。

12-17 4

ヒトパルボウイルスB19は母子感染を起こす重要なウイルスの1つである。赤芽球に感染し、貧血や、経胎盤経路により胎児に胎児水腫を引き起こすことがある。

12-18 1

水痘ワクチンは弱毒生ワクチン、日本脳炎ワクチンは不活化ワクチン、B型肝炎ワクチンはコンポーネントワクチンである。突発性発疹はヒトヘルペスウイルス6型による感染症でワクチンはない。

12-19 4

EBウイルスによる感染症は性感染症には含まれない。

12-20 4

12-21 4

B型肝炎ウイルス（HBV）は、B型肝炎患者およびHBVキャリアを感染源として、性行為により感染する場合がある。そのほか、血液を介した医療行為、入れ墨、麻薬のまわし打ちなども原因となる。また、出産時に経胎盤的に母から子へ感染する。

12-22 1

現在では有効な抗HIV薬の開発により、エイズは治療可能な疾患となっている。適切な抗HIV薬による治療を受けている患者では、ヒトからヒトへの感染リスクは極めて低下しており、日本を含む世界的なエイズ新規発症患者報告数は徐々に低下している。

12-23 3

HIVは性行為と血液を介した感染だけでなく、母子感染経路でも母から子へ感染することがある。

12-24 4

HTLV-1はHTLV-1に感染している母から子に授乳を介して感染する。また、主にHTLV-1感染男性から性行為を介して女性に感染する。HTLV-1は日本だけでなく、環太平洋地域やカリブ海地域に流行している。

12-25 4

　手足口病はエンテロウイルス属ウイルス（コクサッキーウイルスA16やエンテロウイルス71）による小児の良性発疹性疾患で、口腔内の潰瘍および手掌や足底の水疱など特徴的な症状を呈する。

12-26 3

　インフルエンザには有効な抗ウイルス薬（オセルタミビルなど）が開発され、使用されている。

12-27 4

　RSウイルスは小児の重症呼吸器感染症を引き起こす。RSウイルスに対するワクチン開発には多大な研究がなされ、有効なRSウイルスワクチンが開発された。2023年に高齢者向けRSワクチンが日本でも認可された。RSウイルス感染症は、まれに夏でも流行することはあるが、通常冬に流行する。

12-28 4

　世界的にはポリオ患者数が減少傾向にあるが、アジアの一部で流行が続いている。ポリオウイルスに感染しても多くは不顕性感染である。

12-29 1

　西ナイルウイルスとデングウイルスの宿主はそれぞれトリとヒトである。黄熱ウイルスにヒトが感染するのは、黄熱ウイルス感染蚊に刺されることによる。

12-30 2

　1日1回または2回（12時間ごと）の多剤併用療法（HAART）が必要。多剤併用療法とは、逆転写酵素阻害薬とプロテアーゼ阻害薬を組み合わせたものである。HIV陽性者は、1999年4月以降、免疫機能障害者として身体障害者認定の対象になった。通常、耐水・耐熱性である食器は、熱湯で消毒。免疫不全状態は、CD4陽性Tリンパ球（CD4陽性T細胞）が減少した場合である。

12-31 1

12-32 4

12-33 4

　RSウイルスは呼吸器ウイルスであり、消化器感染症の病原体ではない。

12-34 4

　B型肝炎にはラミブジンなどの抗ウイルス薬が開発されている。しかし、耐性ウイルスが出現するな

ど必ずしもB型肝炎を治すことは容易ではない。

12-35 2

　ラッサ熱はラッサウイルスによるウイルス性出血熱の1つで、西〜中央部アフリカ地域の風土病である。ラッサウイルスの宿主はマストミス属のネズミ。

12-36 3

　SARSコロナウイルス1型は重症急性呼吸器症候群（2002年から2003年に世界的に流行した新興ウイルス感染症）の病原体である。急性出血性膀胱炎はアデノウイルスが原因。

12-37 1

　水痘の合併症に難聴はない。難聴を合併症として起こすウイルス感染症としてはムンプス（流行性耳下腺炎）が重要。

12-38 3

12-39 1

　ノロウイルスによる下痢症は冬季に流行する。潜伏期間は数日（通常2日）である。魚介類、とくにカキなどに関連する下痢症の流行が認められるが、ノロウイルス下痢症の流行の原因食品に特異的なものはない。

12-40 1

12-41 4

12-42 2

12-43 2

　ヒトパピローマウイルスワクチンは子宮頚がんの発症を予防する。ヒトパピローマウイルスは性行為で感染が拡がるため、性活動の高まる前の12歳前後の女児が接種対象者となる。

12-44 3

　新型コロナウイルス感染症の病原体はSARSコロナウイルス2型。同1型は重症急性呼吸器症候群（SARS）の病原体である。MERSコロナウイルスは中近東で流行していて中東呼吸器症候群（MERS）の病原体である。

12-45 4

　新型コロナウイルス感染症では、高齢者ほど致命率が高い。

12-46 1
　流行当初は、2類感染症（相当）に指定され、2023年5月から5類感染症（相当）に変更された。

12-47 4

12-48 3
　エムポックスの伝播性や病原性に変化は認められていない。世界規模の流行に至った理由は、エムポックスがMSMコミュニティの中に入り性行為による濃厚接触感染で広がったため。

13 プリオンとプリオン症

001 クロイツフェルト・ヤコブ病
①異常プリオンタンパク質　②沈着　③海綿状（スポンジ状）　④弧発　⑤医原　⑥乾燥脳硬膜移植　⑦脳下垂体抽出成長ホルモン投与

002 変異型クロイツフェルト・ヤコブ病
a、b、e

実践問題

13-01 3
　スクレイピーはヒツジの、変異型クロイツフェルト・ヤコブ病とクールー病はヒトのプリオン病である。

13-02 1
　ワクチン接種が原因のプリオン病の報告はない。

13-03 4
　ヒトにおけるプリオン病［クロイツフェルト・ヤコブ病（CJD）（変異型CJD）を含む］はすべて致死的である。変異型CJDは、牛海綿状脳症（ウシのプリオン病）に罹っているウシの肉（とくに神経組織に汚染されている）を食することで発症している。そのため、変異型CJD発症年齢は比較的若く、若年層に多い。一方、弧発型CJDは50歳以上の高齢層に多い。

13-04 1
　1980年代後半から、日本において脳外科手術を受けた患者が、クロイツフェルト・ヤコブ病（CJD）の原因の異常プリオンタンパクに汚染された脳硬膜を移植されて、CJDを発症するという痛ましい感染事故が発生した。これまでに約100名の患者が報告されている。アメリカでも1例の脳硬膜移植関連CJDが報告されている。ほかの国では例のない感染事故である。変異型CJDは、とくにイギリスで流行した。イギリスで飼育されていたウシの約20%が牛海綿状脳症（狂牛病ともいう）に感染していたためである。変異型CJDの流行はアメリカでは確認されていない。
　クールー病とは、パプアニューギニアの高地でかつて死者の肉を食べる風習のある民族の間で流行していた手足が震え認知障害となることである。この疾患を発見したのがガジュゼック博士で、それがCJD類似疾患で、プリオン病であることを解明したのがプルシナー博士である。ともにノーベル医学生理学賞を受賞した。

13-05 1
　クロイツフェルト・ヤコブ病には現在のところ治療法がない。病原体は異常プリオンタンパク質。項部硬直は髄膜刺激症状の1つで、髄膜炎やクモ膜下出血のときにみられる。

13-06 3
　牛海綿状脳症（BSE）の原因となる異常プリオンタンパク質は、牛の脳神経組織（脊髄を含む）に蓄積する。

13-07 4